"患者様の機能にPlateauはない"
TACO法ハンドブック

8つのTIPsとKey point of control

多幸法研究会主宰

近藤喜彦

文芸社

はじめに

　言語学研究者として「言葉の力」を探究する言語研究の傍ら、38年間で中枢神経疾患6000件の臨床例をもつ理学療法士である筆者の遭遇した、「患者様にPlateau（不変）はない。あるのはセラピストのPlateauである」という"言葉"をきっかけに、その臨床人生の全てをかけて考案した手技がTACO（Tone Adjustment Challenge Oriented）法である。

　なお、表紙に「多幸法研究会主宰」と表記しているのは、筆者にはもう一面、鍼灸師として東洋医学に傾倒している一面もあることが関連している。TACO法のハンドリングの中で、Quad stimulusと名づけて、大腿四頭筋領域の刺激が、前頭前皮質の活性化を促すと推論しているが、東洋医学的な観点からも、大腿四頭筋領域のどの部分にもツボが存在し（多孔穴）、下記に簡略に図示するように、他のツボの効果を助ける働きをする（他幸穴）。

　TACO法で実践しているように、セロトニンの放出を促進し、多幸感を発生させるとの推論から、大腿四頭筋領域すなわち大腿部前面部領域に無数に存在するツボを多幸穴と命名している。

この多幸穴を利用して、人生におけるあらゆる分野への適用を試みる研究会が多幸法研究会である。
　Tone（姿勢筋緊張）を追究し続けた臨床生活は、何度もToneの正体にたどり着いたと思っては、突き放され、Challenge（前頭前皮質の活性化）を指向することの意味を発見したと思っては、見失ってしまうという試行錯誤の連続であった。日々一喜一憂しながら今日まで38年の年月を費やしてきた。
　このTACO法ハンドブックは、筆者の臨床経験の根本となった8つのTIPs（裏技）とKey point of controlを使ったToneの調節、そしてChallengeを指向するハンドリング技術を言葉の力（言葉、語り、物語）で紹介する技術書である。

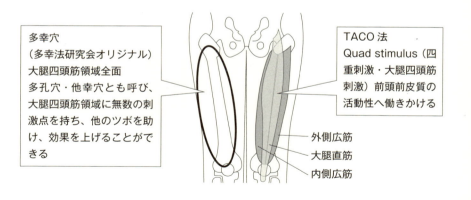

はじめに

　筆者が臨床に携わって最初に巡り合った「患者様にPlateauはない」という言葉は、その後の自身の臨床への取り組み方を大きく変えた。38年前には、「維持期」と呼ばれる、中枢神経疾患患者の姿勢や動作が、リハビリ訓練によって変わることなど思いもよらないことだった。

　しかし、最初は「患者様にPlateauはない」なんて、本当だろうか？　と半信半疑で、見様見真似で始めた治療法だったが、即座に患者様の姿勢、動作が変わることに驚かされてしまった。

　現在、姿勢、動作を機能ととらえ、「患者様の機能にPlateauはない」との理念に変わり、3つのTIPs（Pectoral control、Body orientation、Washing line）で始めた独自のハンドリング治療も、徐々に増え、8つのTIPsを軸としたハンドリング治療へと発展したことにより、患者様の症状が発症からどんなに経過していようと、どんなに高齢であろうと、どんなにその症状が重かろうと、形が変わり、姿勢、動作が大きく変わることを、多くの臨床例から経験できている。

　筆者にとって、TACO法を実践する臨床の日々は、脳の機能回復や不思議な現象を数々体験でき、「患者様の機能にPlateauはない」という根幹の理念に立ち返れる「自分探しの旅」そのものである。

　この「言葉の力」を使った具体的で独創的な技術書によって、TACO法のコンセプトや手技、手順が、多くの

リハビリ専門職、あらゆる治療家に知られることとなり、さらに広い視野にてTACO法が改善、発展されることを期待するものである。また、TACO法が、一人でも多くの患者様、その家族の皆様にとって、あきらめない心、勇気を持ち、挑戦する心を育むための力になることと信じている。

患者様の機能にPlateauはない

これは、セラピストの心構えとして、職場の先輩より教えられた「患者様にPlateauはない、あるのはセラピストのPlateauだけだ」という言葉から引用し、長年の臨床体験から独自の治療概念として創ったTACO法の根幹とする理念である。先輩は、リハビリテーション治療において「ボバース概念」を考案した理学療法士のベルタ・ボバースの言葉から影響を受けたのではないかと、私は推測している。

人生は自分探しの旅

「人生は自分探しの旅」とは、大学院時代、言語学研究科の教授より授業中に聞いた言葉であるが、TACO法をつくり上げる際に常に心の支えにしていた、私にとっての金言である。ゲーテの言葉から影響を受けたのではないかと推測している。

目次　CONTENTS

目次

はじめに　3

Chapter

Ⅰ　患者様の機能に Plateau はない ───────── 15

1　TACO法概論　16

2　3つの実験（前頭前皮質に働きかける）　25

　1）環境適応　25

　2）お祈りポーズ　27

　3）言葉の力　30

Chapter

Ⅱ　TACO法ハンドリング

　　Postural set から寝返り ───────── 37
　　キーポイント　オブ　コントロール

1　Key point of control による実技　38

　1）背臥位の評価と姿勢準備　38

　2）Cross finger（指を組む）による寝返り、正中位指

　　向と起き上がり、Active supine　41

　3）背臥位の評価による臨床推論の展開とATMでの検

　　証、CKPでのTone調節　43

2　PKP・CKPからの寝返りの運動誘導　46

　1）PKPにおける肩甲帯・骨盤帯部分　46

　2）PKPにおける顔面・頸部・喉頭部分　50

　3）CKP（TH8一帯・ボイタ点・体幹中枢部）をキー

　　ポイントに寝返り　52

3　DKP（上肢）からのLifting、Placingと寝返りの運

　動誘導　53

CONTENTS

1) 上肢のLifting（挙上）→Placing（滞空）を3種類　53

2) 活動的なPlacingをつくる　54

3) DKP（上肢）から寝返り（背臥位から側臥位）の運動誘導　55

4　DKP（下肢）からPlacing、背臥位から側臥位の寝返り運動誘導実施　63

1) 下肢のPlacing（滞空）を3種類　63

2) DKP（下肢）から寝返り（背臥位から側臥位）の運動誘導を実施する　64

5　DKPハンドリングの特徴的なSummation（加重）効果、加重効果の打ち消し、そして加重効果の継続　70

1) Summation（加重）効果　70

2) 加重効果の消失（Steps to followに結びつかなくなる）　72

3) 加重消失の打ち消し現象（Steps to followに結びつく）　74

6　DKP片側、両側から背臥位から腹臥位、腹臥位から背臥位への寝返り　78

1) Placingから支持側上肢の処理（下敷きにならないFacilitation）　79

2) 片側による背臥位から腹臥位、腹臥位から背臥位の寝返り動作　80

3) 両側による背臥位から腹臥位、腹臥位から背臥位の寝返り動作　81

Chapter

Ⅲ　CKP、PKP、DKPを使って起き上がり（背臥位から長座位）　Active supineの運動誘導 —— 85

1　CKP、PKP、DKPを使って起き上がり（背臥位から長座位）　86
1）CKPからの起き上がり　86
2）PKPからの起き上がり　90
3）様々なDKPを使って起き上がり（背臥位から長座位）の運動誘導　95

2　起き上がりにおける10秒ルール、3D's プランと加重（Summation）効果の消失、消失現象を打ち消す手技　100
1）加重効果　101
2）Carry over（効果の持続）と加重効果の消失（Steps to follow に結びつかなくなる）　103
3）加重消失の打ち消し現象　105

3　CHORからOn elbow方向への起き上がり誘導とLetting goによるActive supine　110
1）CHORからOn elbow方向への起き上がり、Active supine実技方法　110
2）Active supineと起き上がりの誘導による陰性徴候ケースへの治療　113

4　座位でのPostural set、Active supine　118
1）座位のPostural set（姿勢準備）　118

CONTENTS

2）Active supine（活動的な背臥位）から、さらなる
体幹活動　126

Chapter
Ⅳ　立ち上がりの準備と
Standing Stop standing Gait ————— 131

1　Bridging（腰上げ）とLeg extension mechanism（下
肢伸展機構）　132

1）離殿期のFacilitation（準備、促通）として、Bridg-
ing（腰上げ）の運動誘導　132

2）立ち上がり伸展期のFacilitationとしてのLeg exten-
sion mechanism（下肢伸展機構、下肢挙上位で膝伸展
する）　133

3）Flying（高い・高い動作）　134

2　床からのStanding upとStop standing　137

1）PlantigradeからのStanding upとStop standing　137

2）Squattingからの立ち上がり　142

3）Kneeling（膝立ち）からの立ち上がりとStop stand-
ing　149

3　Bipedal standingからBipedal locomotion　162

1）側臥位からのBipedal locomotion approach（Hip strat-
egyとStep strategyを促通するハンドリング）　162

2）Bipedal standingからBipedal locomotionへの誘導　166

3）Bipedal locomotionの誘導（ReferenceとWeight shift
によるTone調整）　173

Chapter

V 8つのTIPs（裏技）の 名詞化とTACO法各論 —————————— 183

1 8つのTIPsの名詞化 184

1）ペクトラルコントロール

Pectoral control with locked in prison 184

2）ボディオリエンテーション

Trunk shaking and Body orientation 187

3）ウォッシングライン Washing line（物干綱） 190

4）ボバースショルダー Bobath shoulder 195

5）ツーリストウォーク

Tourist walk with jiggling shaking 198

6）テンションバックポイント

Tension back point fist pushing 202

7）バイオリン・ストリングス

Violin strings and Ankle strategy 207

8）ブイオーアール

VOR with occipital bottom mobilize 221

2 TACO法各論 226

1）運動発達レベルと脳レベル 226

2）Tone Adjustment Challenge を指向するハンドリング 229

3）前頭前皮質の機能的区分とハンドリング 232

4）紳経生理から推測する手技の神経機序 238

CONTENTS

後記　246

付録1 ——————————————————————— 249
　筋のパターンと Tone（姿勢筋緊張）調整　250

付録2 ——————————————————————— 267
　全身の Reference point と Tone 調節　268

参考文献　273

Chapter I

患者様の機能にPlateauはない

Chapter Ⅰ

TACO法概論

機能にPlateauはない

　一般概念では、機能を「ヒトが備えている働き全般」ととらえているが、TACO（Tone Adjustment Challenge Oriented）法では、より具体的に機能を「姿勢と動作」と仮定している。そして「形が変われば、機能が変わる。機能が変われば形が変わる」というコンセプトをもとに、長年臨床を続け「機能は形を変える治療によって必ず変わる」という臨床体験から、「患者様の機能にPlateauはない」という理念を標榜している。

　すなわち、TACO法は一人一人の患者様の固有課題を「形」としてとらえ、その「形」にChallengeし、それを変えていくことにより、機能を変えていく治療方法である。

キーポイント オブ コントロール　Key point of control

　ボバース概念では、そのポイントを「セラピストが徒手にて誘導する促通のために体に接触し、運動という感覚を導入する部位」「運動誘導に最も効率的かつ機能的な部位」ととらえ、CKP（第7～9胸椎、体幹中枢部）、PKP（肩、股関節周辺）、DKP（手や足）としている。しかし、

TACO法では「セラピストが徒手にて誘導する促通のために体に接触し、Tone調整という情報を脳へ送る部位」と仮定し、CKP（第8胸椎、体幹中枢部）、PKP（肩甲骨、骨盤部、顔面頭頸部）、DKP（肩関節や股関節から末梢部）としている。TACO法の特徴は、PKPを肩甲骨、骨盤部、顔面頭頸部としていることである。また、DKPを肩関節や股関節から末梢部とより具体的にしているところも特徴的である。

Tone（姿勢筋緊張）とTonus（筋緊張）の考え方

TACO法では、Toneを包括的、多義的にとらえているところが特徴の一つといえる。

ボバース概念でToneの考え方は「姿勢筋緊張は、様々な姿勢、動作を維持、継続するために必要な緊張力」とし、容易に変化しやすい「変容性」でとらえているが、このTACO法ではTonus、反射、姿勢、動作、形、重量、感受性、音色、色合い、温度、健康度、前頭前皮質の活動などの「多義性」ととらえている。

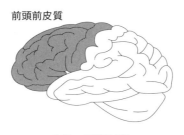

ルリアの脳モデル

Chapter I

　またTACO法では、TonusをToneと明確に区別し、持続的に持っている筋の一定の緊張状態ととらえ、生体の姿勢保持機構や体温調節機構に関与し、Toneの一要素としている。評価の重要な要素として、患側のTonusが高い状態を陽性徴候、反対に患側のTonusが低い状態を陰性徴候とし、評価と治療において重要な意味を成している。

　TACO法では、拘縮が高度に進んでいる形をTonusが著しく高い（拘縮）段階Level 4と呼んでいる。Tonusでは、不可逆的であるLevel 4ではあるが、多義的なToneとしては、Level 4を変えることが不可能ではないとして、「機能にプラトー（Plateau）はない」という言葉の裏付けを模索している。

TACO法実技の特徴

　独自のChallengeを指向し、Digitization（デジタル化）をコンセプトに持ち、神経発達学的アプローチのコンセプトからMilestone（月齢）を常に推測しながら前頭前皮質への情報の伝達を考えるハンドリングが最大の特徴である。

　TA（Tone Adjustment）のTone調節は、Toneを二元的、数字で考えると、高い、低いということであり、数字的には1と-1となる。重心が高いのはToneが高い、重心が低いのはToneが低いことになる。支持面が狭いとToneが高く、支持面が広いとToneが低いことになる。手足が軽い状態はToneが高い、手足が重い状態はTone

が低いということになる。固定性は動かしにくく支持性が高い状態でToneが高いとして、駆動性は動かしやすい状態でToneが低いとしている。

　パターンは、付録にあるようにCKP、PKP、DKPにおいて、無数にあるといえる。Reference area（参照点：接触する場所）も、付録にあるように1（Toneが高い）、－1（Toneが低い）とあらゆる身体部位にToneの高低が定められ、治療の中でReference areaに接触するだけで、Tone調節ができる特徴がある。Zero positionも0として文字通り出発点として体を動かす起点となる。

TACO法にてのToneの正体（仮説）

　Toneとは何か？　Toneの多義性に注目した場合、筋緊張、反射、姿勢、動作、形、重量、感受性、音色、色合い、温度、健康度、前頭前皮質の活動と大変多くの意味を持つ。これらに共通することは、促通と抑制という二元性の性格を持ち、脳の状態を人間のあらゆる部分で表現させる物質すなわち、神経伝達物質のことではないか？　という仮説にたどり着いた。

　前頭前皮質の高次機能は人体の中で一番多く、神経伝達物質のドーパミン（促通：Toneを上げる↑）、セロトニン（抑制：Toneを下げる↓）、ノルエピネフリン↑、GABA（ガンマアミノ酪酸）↓などによって支えられている。後述するTACO法で根幹とするChallenge Oriented

Chapter I

（前頭前皮質を常に指向する）のコンセプトは、Toneの正体が神経伝達物質であるという仮説に基づき、Toneへ一番影響する脳の場所として前頭前皮質の重要性を推論している。

　DKPはアセチルコリン（促通：Toneを上げる↑、抑制：Toneを下げる↓）の関与を受けるため、活性化しやすく、不活性になるのも早い。このアセチルコリンの性質が、後述するDKPのみに限定される加重消去現象に関係すると推測している（後述『3D's plan 10秒ルールコンセプトの解説』参照）。

　PKP、CKPはアセチルコリン↑↓の関与を受けず、ドーパミン↑、セロトニン↓、ノルエピネフリン↑、GABA↓などに影響されている。そのため、加重消去現象が起こらないと推測している。

TACO法にてのDigitization（デジタル化）

　デジタル化とは、数値化・離散化・指の巧緻性のコンセプトで評価でき、脳において計算されやすい情報への変換をいう。具体的なハンドリングとして、Hand shaping（手指の形）、Cross finger（両手の指を組む、お祈りポーズ、ヴィーナスロック）、CHOR（接触性手掌指南反応）Luria's three signs（ルリアの3徴候：Three fingers、Fox、Chin hand）をいう。Facilitationを実施し、運動誘導を行う際にも、手足の指を動かす手技を多用することも

TACO法の特徴の一つである。

TACO法でのSteps to followの考え方

　書籍などでは、「ボバース概念による治療」と訳されているが、TACO法においては、フォロー＝Follow「追随する運動」、ステップス＝Steps「手順」とし、Steps to followを「追随する運動のための手順」「運動誘導」と定義している。すなわち、Tone Adjustment（Tone調整）によって、FacilitationからRight in the middle（後述）にして、ゼロポジションになる手順（Steps）によって、Follow（追随）する運動が起こることになる。

TACO法でのRight in the middleの考え方

　書籍などでは、「選択的な体幹活動」と訳されているが、TACO法においては、「選択的な正中活動」と定義している。Tone Adjustment（Tone調整）によって、Facilitationからゼロポジションになる手順のことであり、Steps to followのためのFacilitationである。

TACO法において先行する身体図式・身体イメージ

　ハンドリングでの運動誘導は、Facilitation→Right in the middle→Steps to followで、初めに行うFacilitationにて先行性姿勢制御（Preparatory APAs：pAPAs）が働く。随意運動によって生じる姿勢の乱れを予測し、運動に

Chapter Ⅰ

50msec以上（100msecという文献もある）先行して姿勢を安定させる。これは、主に同側性支持性に伴う体幹の活動をいい、橋網様体脊髄路の伝導路によって、フィードフォワード（開ループ）が働き姿勢調整を行う平衡反応の一側面である。

TACO法において追随する身体図式・身体イメージ

Facilitation→Right in the middle→Steps to followの手順の中で、随伴性姿勢制御（Accompanying APAs：aAPAs）は随意運動中、姿勢を安定させている。すなわち、Right in the middleからSteps to followにて、特に、末梢部の運動に先行する近位部（肩甲帯や股関節など）の活動をいい、延髄網様体脊髄路の伝導路によって、フィードバック（閉ループ）が働き姿勢調整を行う立ち直り反応の一側面である。

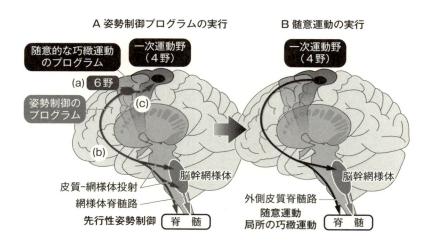

TACO法にてのチャレンジ Challenge

Challengeとは課題、挑戦を意味する。すなわち、TACO法では、新しい挑戦をするのが最も重要な前頭前皮質の働きととらえ、Challengeという言葉を前頭前皮質の活動ととらえている。ChallengeをコンセプトとするTACO法では、固有の課題やHope、および解決が難しいことに着目し、諦めず挑戦していくことが、評価と治療の中で求められる。

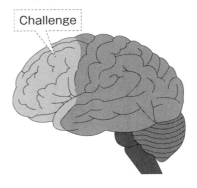

TACO法のハンドリングは、多重感覚を使わず、固有感覚だけでハンドリングしていくことが、前頭前皮質に直接的に働きかけることだとTACO法は推測し、臨床場面では、Verbal order（口頭指示）をしないで、Temporal summation（時間的加重）をしていくことに集中する。

こうしたTone調節の積み重ねが、Challenge（前頭前皮質の活性化）を指向していることになる。

TACO法におけるOriented（指南・指向・重要視する）

ボバース概念における「個別性、環境、課題」に着目し、固有の課題を見つけ、全体像を的確にとらえることが評価として重要と考えている。すなわち人間らしい形、人間ら

Chapter I

しい姿勢、人間らしい振る舞い、人間らしい言葉遣い、人間らしい動作を司るのが前頭前皮質の役割とするならば、人間らしさから全体像を評価し、一番その人として人間らしくない要素を固有の課題としている。

治療中は、常に前頭前皮質の可能性・潜在能力に着目し、Toneの調節により、Challengeすなわち、前頭前皮質の活動を高めることをOriented指向としている。

TACO（Tone Adjustment Challenge Oriented）法

その人らしい人間としての課題、すなわち固有の課題を解決する方法である。問題点と利点に着目し、どうしたら前頭前皮質を活性できるのか、また、潜在能力、可能性を最大限に探索していく。

固有の課題を克服する方法をThinkingし、臨床推論（仮説、検証）を実践していくことがセラピストの前頭前皮質を働かせ、共通感覚によって患者の前頭前皮質へ働きかけることになるのである。

Tone調整により前頭前皮質の活動を高めることを指向する治療法のため、最も人間らしくないLevel 4（拘縮）の状態さえも、変えることができるのである。まさに「患者様の機能にPlateauはない」とする理念の根幹は、前頭前皮質を活性化することにある。

24

2 3つの実験（前頭前皮質に働きかける）

1）環境適応

　前頭前皮質はおしゃべりによって、活性化されるとされている。しかし、TACO法では、お互いの内部環境を相互理解（環境適応）しなければ、前頭前皮質は活性化されないと推測している。これから2つの実験で、環境適応の大切さを見てみたい。

環境適応のリハビリ効果
【実験1】
　万歳してみましょう。
　どちらかの手が上がりきらないなど、両手の上がり具合を見てみましょう。
　健常な方でも、万歳という特殊な動作は脳に記憶されていないので、上がり具合が悪いのがわかります。
　次に、2人で組んで、3分間お

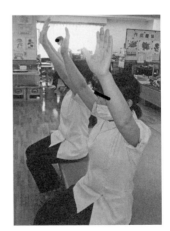

万歳　Before

Chapter Ⅰ

しゃべりをします。一人が相手の顔も見ずに、一方的に話します。話す内容はなんでもかまいません。

　　　＊＊＊

　3分経ちました。万歳してみましょう。手の上がり具合はどうですか？　おそらくあまり変わりません。

【実験2】

　次は、環境適応してみましょう。同じく万歳をします。どちらかの手が上がりきらないなど、両手の上がり具合を見てみましょう。

　実験1で一度万歳をしているにもかかわらず、健常な方でも、万歳という普段あまりない動作は脳に記憶されていないので、上がり具合が悪いのがわかります。

　次に、2人で組んで、3分間おしゃべりをします。今度はお互い相手の顔を見ながら、交代に話します。

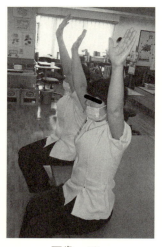

万歳　After

　　　＊＊＊

　3分経ちました。万歳してみましょう。手の上がり具合はどうか？

　意外と左右差がなくなり、手の上がりが良くなったと思います。

TACO法では、環境適応することにより、前頭前皮質が活性化し、特殊な万歳も行動調整ができると推測している。

2) お祈りポーズ

右親指が上の場合、左脳が活性化し、右脳が安静化する。その姿勢を保つと、正中位指向が働き、体が一つになってくる。

脳の活性化と安静化
右の親指が上になる場合、左脳は認知面、運動面で活性化される。反対に右脳は認知面、運動面では安静化する。左の親指が上になる場合、右脳は認知面、運動面で活性化される。反対に左脳は認知面、運動面では安静化する。こうした両側の脳の活動は、統合され前頭前皮質の活性化に

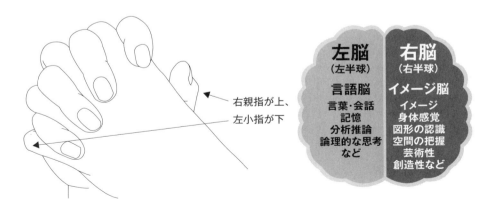

Chapter Ⅰ

結びついていくと考えられる。

正中位指向

　細胞分裂の段階で人間は左右に分離して発生し、人間になる。そして、左右を分けて、普段生活している。分離脳ゆえである。両側の感覚——運動協調が発達し、徐々に正中位に手を持っていくようになる。お祈りポーズを保持すると、徐々に両側の脳が調整され半球間抑制といった神経生理機序により、GABAが産生されリラックス状態を得られる。

　正中位指向と、身体のリラックス状態を体験してみよう。

お祈りポーズのリハビリ効果
【実験1】

　まず両肩を上下してみましょう。肩の重さを感じてください。次に指を組んでお祈りポーズをしてみましょう。

　眼をつぶって、そのままの姿勢を3分間保ってください。3分間がいかに長いかがわかります。

　　　　　＊＊＊

　3分経ちました。両肩を上下してみましょう。肩の重さはいかがですか？

【実験2】

　次は、脳の運動面の活性化を体験しましょう。

28

お祈りポーズをします。親指はどちらが上になっていますか？　右手の親指が上なら左脳の運動面が活性化するため、右側の筋が働きやすくなり、組んだ手が左方向へ行きやすくなります。

次に親指を逆にすると今度は、右脳が活性化されるので、組んだ手が右方向へ行きやすくなります。

【実験3】

次は、脳の認知面の活性化を体験しましょう。お祈りポーズをしてください。

親指はどちらが上になっていますか？

後ろから誰かに声をかけてもらい、振り返ります。

右手の親指が上なら左脳の聴覚野が活性化されますので、左方向へ振り返りやすくなります。

次に親指を逆にすると今度は、右脳の聴覚野が活性化されるので、右方向へ振り返りやすくなります。

いかがでしたか？　指を組んだだけで、面白い現象が体験できたと思います。

TACO法では、Digitization（デジタル化）にて、概説しているが、この指を組むことを、Cross fingersと呼び、ヨガのムードラ・ヴィーナス・ロックと同様にHand shaping（手の形）として、大変重要なコンセプトと考え

Chapter I

ている。

24時間リハビリとして、常にこのクロスフィンガーを意識することは、両手指を使うことになり、前頭前皮質に働きかけることになる。訓練中はもちろん、生活の中でも、クロスフィンガーを多用することは、チャレンジ精神を生むと考えられる。

例えば、読書や話を聞く時は、左脳を活性化するよう、右親指を上に指を組み、絵や音楽を鑑賞する時は、右脳を活性化するよう左親指を上にするような工夫をすれば、よりその人らしく生活ができると推測する。

3) 言葉の力

TACO法では、世間で言葉の力があるとされる呪文、題目、魔法の言葉を探し出し、実験している。例えば、映画「メリー・ポピンズ」で魔法の言葉として出てくる造語、「Supercalifragilisticexpialidocious!」（スーパーカリフラジリスティックエクスピアリドーシャス）に言葉の力があるとしている。

言語学で言葉の力とは、伝えるその言語自体を指向する力のことをいう。Poetic function（詩的機能）でいうところの、音節の一定数の繰り返しを3回（3D's plan）実行するところに言葉の力が生じる。強勢式韻文により、アクセントをつけず、息継ぎをしないで力強く、音量式韻文で

26文字を発声することによって言葉の力が発生するとしている。

【実験1】

「Supercalifragilisticexpialidocious!」(スーパーカリフラジリスティックエクスピアリドーシャス)が本当に言葉の力があるのかを体験をしてみましょう。

被験者は、椅子に座って両腕を組みます。

片方の足の膝を曲げ、足底を全面接地し、もう片方の膝を伸ばして足を上げます。そのまま片足でゆっくり反動をつけず立ち上がりましょう。

どうですか？　立ち上がるのがつらく感じる方もいると思います。

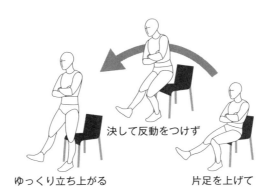

ゆっくり立ち上がる　　決して反動をつけず　　片足を上げて

ロコモーティブシンドローム検査法
（反動つけずにゆっくり）

Chapter Ⅰ

　次は魔法の言葉の実験です。

　被験者は、椅子に座って両腕を組みます。片方の足の膝を
曲げ、足底を全面接地し、もう片方の膝を伸ばして足を上げ
ます。

「スーパーカリフラジリスティックエクスピアリドーシャ
ス」を３回唱えましょう。

　そのまま片足でゆっくりと反動をつけず立ち上がりましょ
う。

　どうですか？　なにか挑戦しようとする意欲が湧いてきて、
意外と立ち上がるのがスムーズで、バランスが取りやすいと
思います。

【実験2】

　日本人の私たちにはおなじみの南無阿弥陀仏（ナムアミダブツ）と南無妙法蓮
華経（ナンミョウホウレンゲキョウ）を使用して実験してみましょう。

　被験者は、椅子に座って両腕を組みます。

　片方の足の膝を曲げ、足底を全面接地し、もう片方の膝を
伸ばして足を上げます。

　南無阿弥陀仏（ナムアミダブツ）と３回唱えましょう。

　そのまま片足でゆっくりと反動をつけず立ち上がりましょ
う。

患者様の機能に Plateau はない

どうですか？　立ち上がるのがつらい方もいると思います。

続けて、被験者は、椅子に座って両腕を組みます。
片方の足の膝を曲げ、足底を全面接地し、もう片方の膝を伸ばして足を上げます。全て同じ姿勢、同じ動作を繰り返します。
南無妙法蓮華経と３回唱えましょう。そのまま片足でゆっくりと反動をつけず立ち上がりましょう。

どうですか？　立ち上がるのがつらい方もいると思います。

次に「スーパーカリフラジリスティックエクスピアリドーシャス」と３回唱えましょう。そのまま片足でゆっくり反動をつけず立ち上がりましょう。

今度はどうですか？　意外とスムーズに立ち上がることができたと思います。

【実験3】
「シンデレラ」の魔法の呪文、「Bibbidi-Bobbidi-Boo!」、世界中で広く用いられている呪文「Abracadabra」を使用して実験してみましょう。

被験者は、椅子に座って両腕を組みます。

33

Chapter Ⅰ

　片方の足の膝を曲げ、足底を全面接地し、もう片方の膝を伸ばして足を上げます。
「ビビディ・バビディ・ブー！」と３回唱えましょう。
　そのまま片足でゆっくり反動をつけず立ち上がりましょう。
　どうですか？　立ち上がるのがつらい方もいると思います

　続けて、被験者は、椅子に座って両腕を組みます。
　片方の足の膝を曲げ、足底を全面接地し、もう片方の膝を伸ばして足を上げます。
「アブラカダブラ」と３回唱えましょう。

　どうですか？　立ち上がるのがつらい方もいると思います。

　次に、被験者は、椅子に座って両腕を組み、足の形はこれまでと同様にします。
「スーパーカリフラジリスティックエクスピアリドーシャス」と３回唱えましょう。そのまま片足でゆっくり反動をつけず立ち上がりましょう。

　今度はどうですか？　意外とスムーズに立ち上がることができたと思います。

　実験では、「スーパーカリフラジリスティックエクスピアリドーシャス」が、「ナミアミダブツ」「ナンミョウホウ

34

レンゲキョウ」や、有名な呪文の「ビビディ・バビディ・ブー！」「アブラカダブラ」よりも言葉の力がある例が出現したのである。

　筆者は、長年「言葉の力」を探究する中で、「言葉の力」とは「前頭前皮質を活性する力である」と推論するに至り、臨床経験からQuad stimulus（大腿四頭筋への刺激）が、前頭前皮質の活性化に関係していることに気づくことができた。

「メリー・ポピンズ」では、「スーパーカリフラジリスティックエクスピアリドーシャス」がどんな時でも望みをかなえてくれる魔法の言葉とされているが、これはあくまでも劇中歌のためにつくられたものである。

　しかし、上記の実験では、「スーパーカリフラジリスティックエクスピアリドーシャス」が大腿四頭筋の筋活動を促していると推測できる。

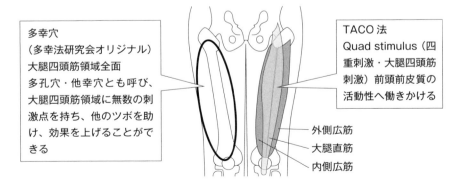

Chapter I

　筆者自身、大腿四頭筋領域全面に多幸穴を見いだし、Quad stimulusが前頭前皮質を活性化させるTIPsとして確信する基になった言葉こそが、この「スーパーカリフラジリスティックエクスピアリドーシャス」なのだ。

　実は、本当に、どんな時でも望みをかなえてくれる魔法の言葉なのかもしれない。

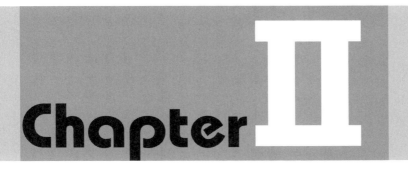

TACO法ハンドリング
Postural setから寝返り

Chapter Ⅱ

Key point of controlによる実技
キーポイント　オブ　コントロール

「キーポイント・オブ・コントロール」のToneを調節して運動誘導する実技、Facilitationをつなぎ、Toneの複合、Toneの偶力を使った運動を誘導することによる、前頭前皮質の活性化に働きかけるハンドリングである。
※偶力＝作用線が平行で、互いに大きさが等しく、方向が反対向きの二つの力 のこと

1) 背臥位の評価と姿勢準備

①背臥位の評価（CKP、PKP、DKP）
「見て、触って、動かす、体の向き、手足の位置、形、支持面、動かしやすさ、重さ」を実施し、Split（分離）脳の気づき（左右差が必ずある）を体験する。臨床では、声の質、温度、色調、バイタルなどを評価する。つまり、TACO法での評価とは、Toneを評価することになる。

②Postural set（姿勢準備）
次にPostural set（姿勢準備）を行い、様々なゼロポジションという現象を体験する。Postural setは、前頭前皮

質の働きの一つであるため、TACO法では、臨床におい
て重要なFacilitationであるが、具体的手順はとても簡単
である。

　CKPではボイタ点（胸郭の一番凸のところ）を動かし
やすい方から動かす。すると動かしにくかった方が動かし
やすくなる。

③PKPでのPostural set（姿勢準備）

　PKPでは、頭部の挙上（Shaker：シャキア法＝両耳上
の側頭筋を頭側にMobilize：動かすこと）によって、頭部
が前方へ挙上する。ちなみに顔面部のReference point（接
触する参照点）は、無数にあり、代表的な部位は、付録2
の「全身のReference pointとTone調整」に顔面部（顔、
耳、鼻）が記載されている。

　次に肩甲帯を動かしやすい方から動かす。すると動かし
にくかった側が動かしやすくなる。骨盤帯を動かしやすい
方から動かす。すると動かしにくかった側が動かしやすく
なるという現象が体験できる。これは、半球間抑制の神経
機序で説明される。

④DKPでの姿勢準備

　DKP（肩関節や股関節から末梢部）では、手足の
LiftingからPlacingという複合運動から偶力を運動誘導す
ることにより、前頭前皮質が働き、Postural setが生じて

Chapter Ⅱ

Hooking lying（両膝立て伏せ臥位）をつくることができる。また、動作を行う前にCHOR（接触性手掌指南反応）をつくることは、これから行う動作のきっかけの情報を、手掌（手のひら）から前頭前皮質へ送ることができると推測している。

　TACO法はCHORがとても重要と考え、Prone supine（掌を下にした背臥位）にすると、そこから様々な姿勢、動作に運動誘導できるとする。また、TACO法の特徴として、PKPに顔面・頭頸部が含まれていて、皮筋への、わずかなMobilizeで一瞬にして機能を変える（評価の変化）ことが体験できる。

⑤側方移動とTone調整による重さの変化
　PKP（肩甲骨、骨盤部、顔面頭頸部）を使った側方移動は、進行方向と逆の肩甲帯を大きく持ち上げてToneを下げるだけでToneを上げ、重さを軽くし、動かしやすさを感じることができる。

　骨盤帯は進行方向と逆の骨盤帯を小さく持ち上げて、Toneを下げるだけで、Toneを上げて重さを軽くし、動かしやすさを体験できる。

2）Cross finger（指を組む）による寝返り、正中位指向と起き上がり、Active supine

①分離脳

枕なし背臥位にてCross finger（指を組む）位を取らせ、手指を組む（親指上になった側が駆動側Tone↓）、逆で組むことにより（親指上になった側が駆動側Tone↓）となり、親指の上下（手指の形）で、駆動側・支持側が変わることを、「両手・首・足部の運動」を実施検証し、分離脳を感じることができる。

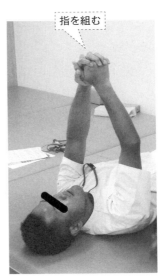

指を組む　Cross finger

②正中位指向

次にTACO法では、Cross fingerによる正中位指向（体の正中を意識する・空間の垂直軸を意識する）を重要視し、正中位指向の手技（閉眼し、指を組んだまま額に乗せる）により、脳梁が活性化し、両側の半球間抑制が働き、GABAが両側に促通され、両側駆動性が高まるため、両方向に両手が動かしやすくなることを体験する。

Chapter Ⅱ

③Toneを下げる手技による駆動側・支持側逆転

　続いてToneを下げる手技では、両手では上方へ上げ、下げるという手順を使い、頭部ではShaker法にて頭部を挙上し枕を入れるという手順を使うと、両側Toneが低くなり、分離脳での親指の上下が逆となる現象を体験できる。TACO法では、親指の上下（手指の形）で駆動側・支持側が逆転することを、『親指下になった側が駆動側Tone↓になったのは、Tone↓を止めるので、Toneは高くなる。親指上になった側が支持側Tone↑になったのは、Tone↑を止めるので、Toneは低くなる』とのコンセプトで説明している。

　すなわち、Tone↓を止めるという意味を持つとしているところが特徴的である。

> Tone調節：言葉の多義性
> 止める：ゼロポイントに戻す
> Toneが逆転

④Toneを上げる手技による
　抗重力の垂直方向の力を生む

　最後にToneを上げる手技では、両手では下方へ下げ、上げるという手順を使い、頭部ではShaker法にて頭部を挙上し首枕を入れるという手順を使うと、両側Toneを上げることになり、両側支持側となるため、両方向に両手が動かしにくくなる。しかし、両側Toneを上げることは抗

42

重力の垂直方向の運動がしやすくなることを意味する。
TACO法では両側Toneを上げることが抗重力の垂直方向
の力を生むことを、『両側のToneは<u>高くなる</u>ので、
Tone↑側はさらに<u>高くなり</u>、Tone↓側は、Toneが<u>高く</u>
<u>なる</u>ので、両側支持側となり、両方向へ動けなくなる。し
かし、Tone↑のため、垂直方向の力が働き、起き上がり
が促通される』とのコンセプトで説明している。

Tone調節：言葉の多義性
高める：保持する
両側Toneが上がる

すなわちTone↑を<u>高める</u>という意味を持つとしている
ところが特徴的である。

活性化した座位から背臥位に誘導するとActive supine
（活動的な背臥位）となるとして、TACO法では、どんな
環境、どんな手順であろうとも、活動的な座位から再び背
臥位に戻ることによって、Active supineとなると推測し、
いろいろな手順、環境を指向しているが、このCross
fingerにてのActive supineもその一つといえる。

3) 背臥位の評価による臨床推論の展開とATMでの検証、CKPでのTone調節

TACO法では、Verbal（声を出す）にて「臨床推論」

Chapter Ⅱ

仮説検証を繰り返し臨床展開する。背臥位の評価（CKP、PKP、DKP）「見て、触って、動かす、体の向き、手足の位置、形、支持面、動かしやすさ、重さ」を実施し、被験者がどちら側へ寝返りしやすいか、し難いかの仮説を立てる。この一連の評価と仮説の立案は、施術者の前頭前皮質の活性化につながり、被験者にATM（Awareness Through Movement、目を閉じ、動きを感じながら）で寝返りしてもらうことは、被験者の側頭、頭頂連合皮質の多重感覚を働かすことになる。仮説を検証するということは、予測が合っていても、合っていなくとも施術者と被験者がChallenge（課題）を指向することになる。

　TACO法では、ATMで設定した寝返りしにくい側を、CKP（第8胸椎）を使って寝返りしやすくする。例えば、右方向へ寝返りしにくい場合、寝返りしにくい側の右側ボイタ点を3回内側に動かす。次に反対の左側ボイタ点を内側に3回動かす。このことは、複合運動を促通し、Priming効果（先行する刺激：プライマーの処理が後の刺激：ターゲットの処理を促進または抑制する効果）をさらに強め、側頭、頭頂連合皮質から前頭前皮質の統合につながると推論する。

44

TACO法ハンドリング　Postural set から寝返り

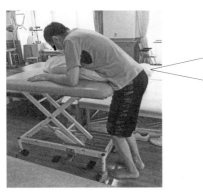

前頭前皮質の統合
Priming 効果

Prone standing
Plantigrade（足の裏をつけた高這い位）の両足底がTone下がって、両膝軽度屈曲、両股関節30°以上屈曲、胸腰椎20°以下屈曲、上肢両側CHOR位のPuppy position（両肘立て腹臥位）がTone上がって偶力姿勢になることによってPriming効果が期待できる姿勢

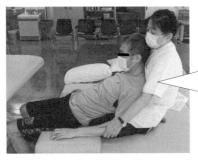

前頭前皮質の統合
Priming 効果

Active supine
Crook lying（両膝・体幹屈曲背臥位）活動的な坐位からLetting go（後方に手放す）により活動的な背臥位をつくる。Scapula set（肩甲骨の安定、肩甲骨内転・下方回旋）やThrusting（前方突出、肩甲骨外転、上方回旋）を繋いでよりGradeの高い動作をFacilitationしていく

45

Chapter Ⅱ

2 PKP・CKPからの寝返りの運動誘導

　TACO法では、様々なPKP（肩甲骨、骨盤部、顔面頭頸部）、CKP（第8胸椎、体幹中枢部）を使って寝返り（背臥位から側臥位）の運動誘導を実施する。

1）PKPにおける肩甲帯・骨盤帯部分

　骨盤、肩甲部から①Mobilize、②Closed skill、③Active touchで実施する。次に頭頸・顔面部のあらゆる部分を使い、寝返りの運動誘導を実施する（Key point：肩甲帯部と臀部）。PKPの骨盤、肩甲部から3方法で実施。

①Mobilize
　差し入れた手掌で、骨盤を内側下方に大殿筋方向に、肩甲骨を内側上方に菱形筋方向へ何度も動かす。肩甲骨、骨盤を両方同時に実施する。DKP（肩関節や股関節から末梢部）では、何度も繰り返すMobilizeができない。しかし、PKPとCKPでは、繰り返せば繰り返すほどSummation（加重）が働き、治療につながるのが特徴的である。

46

TACO法ハンドリング　Postural setから寝返り

虫様筋握り
全てのハンドリングの基本となる施術者の手の形、指の力を入れないため、ゼロポジションの形となり、運動の出発点となる。指の力を入れると、Toneが高まり、被験者のToneを高めることになる。

Grasping position（ボール握り）は、Referenceする場所によって、Toneの調整ができる。一番活用されているHand shapingである。

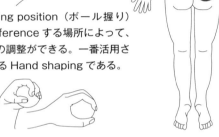

施術者は虫様筋握りにて被験者の肩甲帯の一番広い棘下筋部に手掌を差し入れる

施術者は虫様筋握りにて被験者の骨盤帯の一番広い大殿筋部に手掌を差し入れる

② Closed skill

　差し入れた手掌で、骨盤を内側下方に大殿筋方向に、肩甲骨を内側上方に菱形筋方向へ動かし（Facilitation）保持をする（単位を強調）。それを止めると、Right in the middle（体幹の正中位指向と活性化）となり、寝返りが誘導される。肩甲骨・骨盤・両方同時に実施する。

　単位を強調する方法では、ハンドリングを、

Facilitation → Right in the middle → Steps to follow

Chapter Ⅱ

　というコンセプトでとらえ、pAPAs（予測性先行姿勢
調整）、aAPAs（随伴性先行姿勢調整）、身体図式といっ
た生理学的、心理学的な現象を使い説明する。

TACO法ハンドリング　Postural setから寝返り

Facilitation→　Right in the middle　→Steps to follow

| pAPAs（予測性先行姿勢調整）は、Steps to follow期の身体図式とFacilitation期の身体図式を比べ調節する | aAPAs（随伴性先行姿勢調整）は、Steps to follow期の身体図式とpAPAs後の身体図式（Right in the middle後の場合もあり）を比べ調節する |

| Facilitation
先行性姿勢制御
（Preparatory APAs：pAPAs）
―随意運動によって生じる姿勢の乱れを予測し、運動に50msec以上（100msecという文献もある）先行して姿勢を安定させる
―主に同側性支持性に伴う体幹の活動
橋網様体脊髄路　フィードフォワード（開ループ）
平衡反応の一側面 | Right in the middle →Steps to follow
随伴性姿勢制御
（Accompanying APAs：aAPAs）
―随意運動中、姿勢を安定させている
―特に、末梢部の運動に先行する近位部（肩甲帯や股関節など）の活動

延髄網様体脊髄路　フィードバック（閉ループ）
立ち直り反応の一側面 |

③Active touch―差し入れた手掌で、接触している肩甲帯部、骨盤帯部を片方ずつ、両側で感じていく。

接触している肩甲帯を感じていく：肩甲帯部（肌理、体温）身体図式の内部環境を探索する。
接触している骨盤帯を感じていく：骨盤帯部（肌理、温度）身体図式の内部環境を探索する。
肩甲帯、骨盤帯、両方同時に実施する。

知覚循環
知覚循環は、知覚システムというコンセプトで説明する。

知覚システム
対象

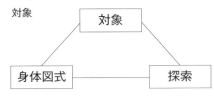

寝返りという身体図式（内部環境）を探索し、知覚システムを繰り返すこと（知覚循環）によって知覚運動を獲得する

Chapter Ⅱ

2) PKPにおける顔面・頸部・喉頭部分

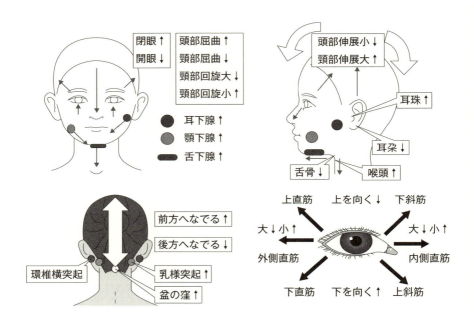

　前額部：正中下方へMobilize（擦る）⇒Tone上がる　側方斜め上方Mobilize（擦る）⇒Tone上がる

　顔面部：耳下腺Mobilize⇒Tone上がる　顎下腺Mobilize⇒Tone上がる　舌下腺Mobilize⇒Tone上がる

　頭部屈曲⇒Tone上がる　頸部屈曲⇒Tone下がる　頸部回旋大⇒Tone下がる　頸部回旋小⇒Tone上がる　頭部伸展小⇒Tone下がる　頸部伸展大⇒Tone上がる

　耳珠後方（耳孔）へ移動⇒Tone上がる　耳朶を前方に

（耳孔）へ移動⇒Tone下がる

喉頭を上方に移動：メンデルスゾーン手技⇒Tone下がる

喉頭を下方へ移動：Tone上げる　舌骨をMobilizeする⇒Tone下がる

後頭部：前方へなでる⇒Tone上がる　後頭部後方へなでる⇒Tone下がる

後頭頸部：盆の窪Mobilizeする⇒Tone上げる　乳様突起Mobilizeする⇒Tone下げる　環椎横突起Mobilizeする⇒Tone下げる

眼瞼・眼球部：目を閉じる⇒Toneを上げる　目を開ける⇒Toneを下げる　眼球を上方へ動かす⇒Toneを下げる　眼球を下方へ動かす⇒Toneを上げる

眼球を鼻側・耳側へ小さく動かす⇒Toneを上げる

眼球を鼻側・耳側へ大きく動かす⇒Toneを下げる

　顔面・頭頸部のキーポイントは無数にあり、上記のReference pointはほんの一部である。寝返り動作はToneが下がる身体図式というTACO法のコンセプトから、顔面頭頸部のあらゆる部分を使い、Toneを上げる。それを止めるとToneが下がり、寝返り動作が誘導されると推測する。すなわち、あらゆるReference point一つ一つに様々な身体図式があり、Temporal summation（時間的加重）すればするほど、前頭前皮質に働きかけることになる。

　洗顔・洗髪・お化粧は、Toneの調節を加重する複合運

Chapter Ⅱ

動であり、前頭前皮質を活性化する動作として推奨している。

3) CKP (TH8一帯(いったい)・ボイタ点・体幹中枢部)をキーポイントに寝返り

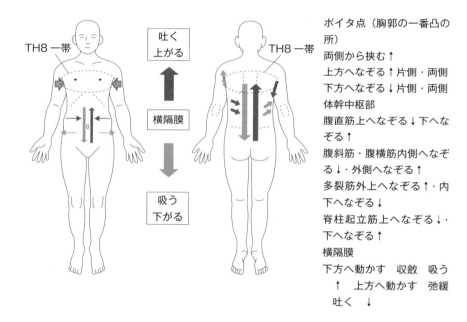

ボイタ点（胸郭の一番凸の所）
両側から挟む↑
上方へなぞる↑片側・両側
下方へなぞる↓片側・両側
体幹中枢部
腹直筋上へなぞる↓下へなぞる↑
腹斜筋・腹横筋内側へなぞる↓・外側へなぞる↑
多裂筋外上へなぞる↑・内下へなぞる↓
脊柱起立筋上へなぞる↓・下へなぞる↑
横隔膜
下方へ動かす　収斂　吸う
　↑　上方へ動かす　弛緩
吐く　↓

3 DKP（上肢）からのLifting、Placingと寝返りの運動誘導

1）上肢のLifting（挙上）→Placing（滞空）を3種類

①バックハンドアプローチ（知覚システム）

リフティングという身体図式（内部環境）を探索し、知覚システムを繰り返すこと（知覚循環）によって知覚運動を獲得する。Toneは肘伸展Tone↓→肩屈曲Tone↑と複合運動に偶力が働く。

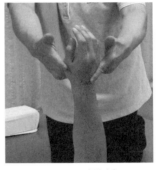

Placing（滞空）

②サーキットアプローチ

Tone調節によるぶん回し挙上。

中指薬指小指MP関節伸展Tone↓→戻すTone↑→前腕回外→肩内転Tone↓→戻すTone↑　ぶん回して挙上していくTone↑

Chapter Ⅱ

③クローズドアプローチ

Componentごとに Tone調節しながら挙上。

中指薬指小指MP関節伸展Tone↓→戻しTone↑→前腕回外→肩内転Tone↓→戻すTone↑→前腕回外→戻すTone↓→前腕回内→戻す→前腕中間位Tone↑→肘屈曲→前腕回外Tone↑→戻すTone↓→肘伸展しながら挙上していくTone↓

2) 活動的なPlacingをつくる

①Placingから耳側CHORをつくる（クローズドアプローチ）

Componentごとの Tone調節
前腕回内Tone↓→戻す・肘90度屈曲（敬礼ポジション）Tone↑→Scapula set肩甲骨内転Tone↑→ゼロポジションに戻すTone↓→額CHOR→肩内転（額CHORのまま）Tone↓→戻すTone↑→側頭部

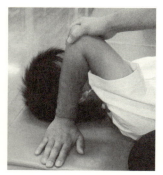

耳側CHOR

CHOR→Scapula set肩甲骨内転（側頭部CHORのまま）Tone↑→ゼロポジションに戻すTone↓→耳側CHOR（指腹上方）→耳側CHOR（指腹上方）のまま肩内転Tone↓→ゼロポジションに戻すTone↑→耳側CHOR（指

腹下方）

② 耳側CHORからハンドリングに必要な、さらに活動的なPlacingをつくる（クローズドアプローチ）

ComponentごとのTone調節
耳側CHOR（指腹下方）

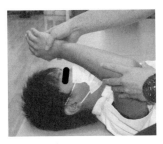

敬礼ポジション

Tone↑→耳側CHOR（指腹下方）のままScapula set肩甲骨内転Tone↑→戻す・耳側CHOR（指腹上方）Tone↓→耳側CHOR（指腹上方）のまま肩内転Tone↓→戻すTone↑→側頭部CHOR→Scapula set肩甲骨内転（側頭部CHORのまま）Tone↑→戻すTone↓額CHOR→肩内転（額CHORのまま）Tone↓→戻すTone↑肘90度屈曲（敬礼ポジション）→Scapula set肩甲骨内転（敬礼ポジションのまま）Tone↑→戻すTone↓→額CHOR→戻すTone↑→側頭部CHOR→Scapula set肩甲骨内転（側頭部CHORのまま）Tone↑→戻すTone↓→肘伸展Placing

3) DKP（上肢）から寝返り（背臥位から側臥位）の運動誘導

　TACO法では、付録1の『筋のパターンとTone（姿勢筋緊張）調整』を参考に、寝返りとは、Toneを下げてい

Chapter Ⅱ

く身体図式のコンセプトから、肩、肘、手、指関節パター
ンによるToneが上がるパターンをFacilitationし、それを
ゼロポジションに戻すRight in the middleを実施すると、
寝返りという身体図式と適合し、Steps to followという寝
返り動作が誘発されると説明している。

　付録1の『筋のパターンとTone（姿勢筋緊張）調整』
を参照すると、大変多くのPatternがあることがわかる。
肩のような大関節から指のような小関節まで、一つ一つに
Toneの上げ下げがあり、違う身体図式があると推測して
いる。

①手部から寝返り（背臥位から側臥位）の運動誘導

　TACO法のHandlingでは、Key pointを上肢全体（肩か
ら指先）として、Placingした手に虫様筋握りでReference
し、寝返り方向へ誘導する。

　肩では、肩関節（片側）屈曲（前方挙上）＜90度、外
転20度＜外旋、水平伸展（水平外転）がFacilitationとし
てToneが上がる→戻すとRight in the middleとなりTone
が下がる→寝返りというSteps to followが生ずる。

　肘関節では、屈曲＜90度、135度＜がFacilitationとし
てToneが上がる→戻すRight in the middleとなりTone
が下がる→寝返りというSteps to followが生ずる。

　前腕では、回外がFacilitationとしてToneが上がる→戻
すRight in the middleとなりToneが下がる→寝返りとい

56

TACO法ハンドリング　Postural setから寝返り

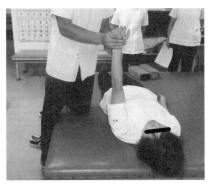

Placingした手部から背臥位から側臥位へ寝返り開始

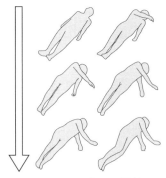

DKPからの寝返り開始

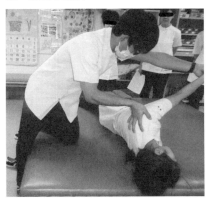

側臥位への寝返り

うSteps to followが生ずる。

　手関節では、屈曲（掌屈）尺屈がFacilitationとしてToneが上がる→戻すRight in the middleとなりToneが下がる→寝返りというSteps to followが生ずる。

　手指では、母指（CM：手根中手関節）橈側外転、掌側外転がFacilitationとしてToneが上がる→戻すRight in the middleとなりToneが下がる→寝返りというSteps to followが生ずる。

　母指（MP：中手指節関節）伸展がFacilitationとして

57

Chapter Ⅱ

Toneが上がる→戻すRight in the middleとなりToneが下がる→寝返りというSteps to followが生ずる。

母指（IP：指節間関節）屈曲がFacilitationとしてToneが上がる→戻すRight in the middleとなりToneが下がる→寝返りというSteps to followが生ずる。

指（MP：中手指節関節）屈曲、第3、4、5伸展、第2外転（指を広げる）がFacilitationとしてToneが上がる→戻すRight in the middleとなりToneが下がる→寝返りというSteps to followが生ずる。

指（PIP：近位指節間関節）屈曲、第3、4、5伸展、第2がFacilitationとしてToneが上がる→戻すRight in the middleとなりToneが下がる。→寝返りというSteps to followが生ずる。

指（DIP：遠位指節間関節）屈曲、第3、4、5伸展、第2がFacilitationとしてToneが上がる→戻すRight in the middleとなりToneが下がる→寝返りというSteps to followが生ずる。

小指（CM：手根中手関節）対立、屈曲、内転がFacilitationとしてToneが上がる→戻すRight in the middleとなりToneが下がる→寝返りというSteps to followが生ずる。

小指（PIP：近位指節間関節）屈曲がFacilitationとしてToneが上がる→戻すRight in the middleとなりToneが下がる→寝返りというSteps to followが生ずる。

58

小指（DIP：遠位指節間関節）屈曲がFacilitationとしてToneが上がる→戻すRight in the middleとなりToneが下がる→寝返りというSteps to followが生ずる。

②手部から寝返り（背臥位から側臥位）の運動誘導に続いて側臥位から背臥位へ運動誘導を実施する

　TACO法では、付録1の『筋のパターンとTone（姿勢筋緊張）調整』を参考に、側臥位から背臥位の戻りの寝返りとは、Toneを上げていく身体図式のコンセプトから、肩、肘、手、指関節パターンによるToneが下がるパターンをFacilitationし、それをゼロポジションに戻すRight in the middleを実施すると、側臥位から背臥位の戻りの寝返りという身体図式と適合し、Steps to followという寝返り動作が誘発されると説明している。

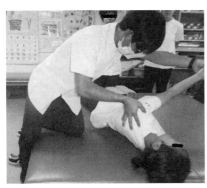

Placingした手部より、側臥位から背臥位へ寝返り開始

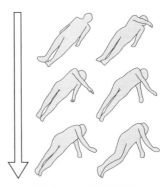

側臥位から寝返り開始

Chapter Ⅱ

　肩では、肩関節（片側）屈曲（前方挙上）90度＜150度、外転20度＞、内転、内旋、水平屈曲（水平内転）がFacilitationとしてToneが下がる→戻すRight in the middleとなりToneが上がる→側臥位から背臥位への寝返りというSteps to followが生ずる。

　肘関節では、屈曲90度＜135度、伸展がFacilitationとしてToneが下がる→戻すRight in the middleとなりToneが上がる→側臥位から背臥位の戻りの寝返りというSteps to followが生ずる。

　前腕では、回内がFacilitationとしてToneが下がる→戻すRight in the middleとなりToneが上がる→側臥位から背臥位の戻りの寝返りというSteps to followが生ずる。

　手関節では、背屈、橈屈がFacilitationとしてToneが下がる→戻すRight in the middleとなりToneが上がる→側臥位から背臥位の戻りの寝返りというSteps to followが生ずる。

手指の関節の運動

　母指（CM：手根中手関節）では、尺側内転、掌側内転、対立がFacilitationとしてToneが下がる→戻すRight in the middleとなり、

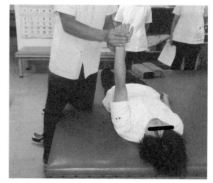

背臥位までの寝返り

Toneが上がる→側臥位から背臥位の戻りの寝返りという
Steps to followが生ずる。

　母指（MP：中手指節関節）では、屈曲がFacilitationと
してToneが下がる→戻すRight in the middleとなりTone
が上がる→側臥位から背臥位の戻りの寝返りというSteps
to followが生ずる。

　母指（IP：指節間関節）では、伸展がFacilitationとし
てToneが下がる→戻すRight in the middleとなりTone
が上がる→側臥位から背臥位の戻りの寝返りというSteps
to followが生ずる。

　指（MP：中手指節関節）では、屈曲、第2伸展、第3、
4、5内転（指を閉じる）がFacilitationとしてToneが下が
る→戻すRight in the middleとなりToneが上がる→側臥
位から背臥位の戻りの寝返りというSteps to followが生ず
る。

　指（PIP：近位指節間関節）では、屈曲、第2伸展、第
3、4、5がFacilitationとしてToneが下がる→戻すRight
in the middleとなりToneが上がる→側臥位から背臥位の
戻りの寝返りというSteps to followが生ずる。

　指（DIP：遠位指節間関節）では、屈曲、第2伸展、第
3、4、5がFacilitationとしてToneが下がる→戻すRight
in the middleとなりToneが上がる→側臥位から背臥位の
戻りの寝返りというSteps to followが生ずる。

　小指（CM：手根中手関節）では、伸展、外転がFacili-

Chapter Ⅱ

tationとしてToneが下がる→戻すRight in the middleとなりToneが上がる→側臥位から背臥位の戻りの寝返りというSteps to followが生ずる。

　小指（PIP：近位指節間関節）では、伸展がFacilitationとしてToneが下がる→戻すRight in the middleとなりToneが上がる→側臥位から背臥位の戻りの寝返りというSteps to followが生ずる。

　小指（DIP：遠位指節間関節）では、伸展がFacilitationとしてToneが下がる→戻すRight in the middleとなりToneが上がる→側臥位から背臥位の戻りの寝返りというSteps to followが生ずる。

TACO法ハンドリング　Postural setから寝返り

4 DKP（下肢）からPlacing、背臥位から側臥位の寝返り運動誘導実施

1）下肢のPlacing（滞空）を3種類

Placingへ のLifting 3方法を紹介する。

足部をKey point両手虫様筋握りにてReference。

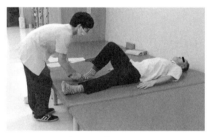
LiftingからPlacing

①股外転

足部をゼロポジション（足背屈0度）にして、そのまま股関節ゼロポジション（股関節外転20度）から20度以上外転するTone↓→足底から股関節を目指し押し上げながらTone↑、股関節屈曲30度以下、膝屈曲90度以下を目指すTone↓→足底圧迫刺激Tone↑、股関節屈曲30度以上リフティングTone↑→複合運動、偶力が働きPlacing（滞空）が生ずる。

②足内外反

足部をゼロポジション、股関節ゼロポジションにして、

Chapter Ⅱ

そのまま拇趾側足底から、足内反へ誘導Tone↓→足部ゼロポジションに戻すとTone↑→小趾側足底により足外反へ誘導Tone↑→足部ゼロポジションに戻すとTone↓→足底から股関節を目指し押し上げながらTone↑、股関節屈曲30度以下、膝屈曲90度以下を目指すTone↓→足底圧迫刺激Tone↑、股関節屈曲30度以上リフティングTone↑→複合運動、偶力が働きPlacing（滞空）が生ずる。

③Quad stimulus

大腿四頭筋部へ施術者の手掌にて接触する→前頭前皮質の活性化を促す→足をゼロポジションにして、そのままリフティング→Placing（滞空）

TACO法では、Quad stimulus（大腿四頭筋への刺激）によって、前頭前皮質の活性化ができると独自のコンセプトを展開している。

2）DKP（下肢）から寝返り（背臥位から 側臥位）の運動誘導を実施する

TACO法では、付録1の『筋のパターンとTone（姿勢筋緊張）調整』を参考に、寝返りとは、Toneを下げていく身体図式のコンセプトから、股・膝・足・指の関節パターンによるToneが上がるパターンをFacilitationし、それをゼロポジションに戻すRight in the middleを実施する

64

と、寝返りという身体図式と適合し、Steps to followという寝返り動作が誘発されると説明している。

付録1の『筋のパターンとTone（姿勢筋緊張）調整』を参照すると、多くのPatternがあることがわかる。股関節のような大関節から足指のような小関節まで、一つ一つにToneの上げ下げがあり、違う身体図式があると推測している。

①下肢から寝返り（背臥位から側臥位）の運動誘導

TACO法のHandlingでは、Key pointを下肢全体（股関節から足指まで）としてPlacingした下肢をKey pointに、足部と大腿膝外側部を虫様筋握りにてReferenceする。

股関節屈曲30度＜、外転＜20度、内転、内旋がFacilitationとしてToneが上がる→戻すRight in the middleとなりToneが下がる→寝返りというSteps to followが生ずる。

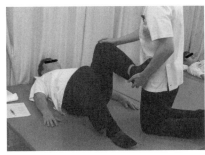

下肢からの寝返りReference point

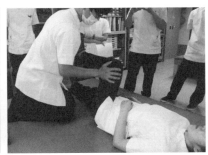

下肢の寝返り開始

Chapter Ⅱ

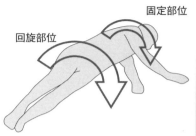
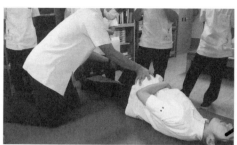

下肢から側臥位寝返り

　膝関節伸展、屈曲90度＜がFacilitationとしてToneが上がる→戻すRight in the middleとなりToneが下がる→寝返りというSteps to followが生ずる。

　下腿内旋がFacilitationとしてToneが上がる→戻すRight in the middleとなりToneが下がる→寝返りというSteps to followが生ずる。

　足根（足関節）屈曲（底屈）外返し（回内＋外転＋背屈）内転がFacilitationとしてToneが上がる→戻すRight in the middleとなりToneが下がる→寝返りというSteps to followが生ずる。

　母趾（MP）伸展、内転がFacilitationとしてToneが上がる→戻すRight in the middleとなりToneが下がる→寝返りというSteps to followが生ずる。

　母趾（IP）伸展がFacilitationとしてToneが上がる→戻すRight in the middleとなりToneが下がる→寝返りというSteps to followが生ずる。

足趾（MP：中足趾関節）屈曲、第2伸展、第3、4、5内転（指を閉じる）がFacilitationとしてToneが上がる→戻すRight in the middleとなりToneが下がる→寝返りというSteps to followが生ずる。

　足趾（PIP：近位趾節間関節）屈曲、第2伸展、第3、4、5がFacilitationとしてToneが上がる→戻すRight in the middleとなりToneが下がる→寝返りというSteps to followが生ずる。

　足趾（DIP：遠位趾節間関節）屈曲、第2伸展、第3、4、5がFacilitationとしてToneが上がる→戻すRight in the middleとなりToneが下がる→寝返りというSteps to followが生ずる。

　小趾（CM：手根中足関節）伸展、外転がFacilitationとしてToneが上がる→戻すRight in the middleとなりToneが下がる→寝返りというSteps to followが生ずる。

②足部、大腿側部膝から寝返り（背臥位から側臥位）の運動誘導に続いて側臥位から背臥位へ運動誘導を実施する

　側臥位から背臥位への戻りの寝返りとは、Toneを上げていく身体図式から、下肢の各関節パターンをFacilitationし、Toneを下げ、Right in the middleを実施するとToneが上がり、Steps to followとしての戻りの寝返り動作が誘発される。

Chapter Ⅱ

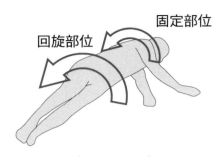

股関節屈曲＜30度、伸展、外転20度＜、外旋がFacilitationとしてToneが下がる→戻すRight in the middleとなりToneが上がる→側臥位から背臥位への戻りの寝返りというSteps to followが生ずる。

膝関節屈曲＜90度、115度＜、外旋がFacilitationとしてToneが下がる→戻すRight in the middleとなりToneが上がる→側臥位から背臥位への戻りの寝返りというSteps to followが生ずる。

足根（足関節）伸展（背屈）、内返し（回外＋内転＋底屈）、外転がFacilitationとしてToneが下がる→戻すRight in the middleとなりToneが上がる→側臥位から背臥位への戻りの寝返りというSteps to followが生ずる。

母趾（MP）屈曲、外転がFacilitationとしてToneが下がる→戻すRight in the middleとなりToneが上がる→側臥位から背臥位への戻りの寝返りというSteps to followが生ずる。

母趾（IP）屈曲がFacilitationとしてToneが下がる→戻すRight in the middleとなりToneが上がる→側臥位から背臥位への戻りの寝返りというSteps to followが生ずる。

足趾（MP：中足趾関節）屈曲、第3、4、5伸展、第2外

転（指を開く）がFacilitationとしてToneが下がる→戻す
Right in the middleとなりToneが上がる→側臥位から背
臥位への戻りの寝返りというSteps to followが生ずる。

足趾（PIP：近位趾節間関節）屈曲、第3、4、5伸展、
第2がFacilitationとしてToneが下がる→戻すRight in the
middleとなりToneが上がる→側臥位から背臥位への戻り
の寝返りというSteps to followが生ずる。

足趾（DIP：遠位趾節間関節）屈曲、第3、4、5伸展、
第2がFacilitationとしてToneが下がる→戻すRight in the
middleとなりToneが上がる→側臥位から背臥位への戻り
の寝返りというSteps to followが生ずる。

小趾（CM：手根中足関節）対立、屈曲、内転がFacili-
tationとしてToneが下がる→戻すRight in the middleと
なりToneが上がる→側臥位から背臥位への戻りの寝返り
というSteps to followが生ずる。

Chapter II

5 DKPハンドリングの特徴的なSummation（加重）効果、加重効果の打ち消し、そして加重効果の継続

　TACO法の特徴的なSummation（加重）効果、加重効果の打ち消し、そして加重効果の継続についての説明と紹介を、3D's plan、10秒ルール、ルリアの3徴候、Quad stimulus（大腿四頭筋への刺激）というコンセプトで、DKPからの寝返り動作をComponentに分けて誘導する中で解説する。

1）Summation（加重）効果

①3D's plan
　TACO法の3D's planは、「言葉の力」から考案されたSummationである。ローマン・ヤコブソンのPoetic function（詩的機能）は、同じ言葉を3回繰り返すことによって、言葉の力を増すことができる。

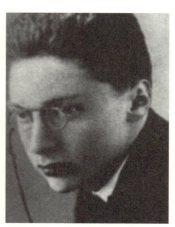

ローマン・ヤコブソン

「Dead」「Dead」「Dead」

　また、同韻の違う言葉を3回繰り返すことによって、言葉の力を増すことができる。

「Bed」「Head」「Dead」

　3D's planは、3dimensions（3側面）を時間的加重、空間的加重に分け、寝返り動作を誘導する中で、加重効果（Steps to followに結びつきやすくなる）を得られやすくなる現象である。

②実技

時間的加重（Temporal summation）

　前腕回外をFacilitationとして、中間位へ戻すRight in the middleを3回繰り返すと→寝返りというSteps to followが顕著に生ずる。

空間的加重（Spatial summation）

　肩関節屈曲90度以下をFacilitationとして、中間位へ戻すright in the middle、肩関節外旋をFacilitationとして、中間位へ戻すRight in the middle、肩関節水平伸展をFacilitationとして、中間位へ戻すRight in the middleを実施する。

　この3パターンを実施すると寝返りというSteps to followが顕著に生ずる。

Chapter Ⅱ

DKPハンドリング図式

Facilitation　→　Right in the middle　→　Steps to follow

←――――――――――――→⇧←――――→
　　　　　3D's プラン　　　　　　　　　10秒ルール

2）加重効果の消失（Steps to followに結びつかなくなる）

「Facilitation→Right in the middleから10秒以上経過する」「Facilitation→Right in the middleを4回以上繰り返す」「Facilitation→Right in the middleを4か所以上実施する」ことにより加重が消失することが体験できる。

①10秒ルールによる加重効果の消失

10秒ルールとは、Right in the middleの後、間隔によって、運動誘導がSteps to followに結びつく時とSteps to followに結びつかなくなる時がある現象である。

実技例（10秒ルール）

前腕回外をFacilitationとして、中間位へ戻すRight in the middleから9秒間までは寝返りというSteps to followに結びつく。

加重効果の消失

前腕回外をFacilitationとして、中間位へ戻すRight in the middleから10秒以上間隔を開けると、寝返りというSteps to followに結びつかない。

②3D's planによる加重効果の消失

実技例（3D's plan）

前腕回外をFacilitationとして、中間位へ戻すRight in the middleを3回繰り返すとSteps to followに結びつく。DKP3か所（肩関節外旋、肩関節外転、前腕回外）をFacilitationして、中間位へ戻すRight in the middleを実施するとSteps to followに結びつく。

加重効果の消失

前腕回外をFacilitationとして、中間位へ戻すRight in the middleを4回以上繰り返すとSteps to followに結びつかない。

DKP4か所（例えば肩関節外旋、肩関節外転、前腕回外、肘屈曲90度以下）をFacilitationして、中間位へ戻すRight in the middleを実施するとSteps to followに結びつかない。

Chapter Ⅱ

3）加重消失の打ち消し現象（Steps to follow に結びつく）

ところが、TACO法によると、ルリアの3徴候（Three finger、Fox、Chin hand）のうち、一つでもFacilitationすると、時間的加重は4回以上何度でも加重は消失しない。空間的加重も、4か所以上何か所でも加重は消失しない。10秒以上間隔を開けても加重が消失しないことを体験できる。

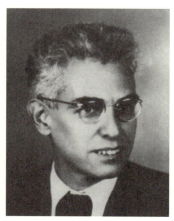

アレクサンドル・ルリア

①ルリアの3徴候Facilitation 実技例（10秒ルール）

Three fingers

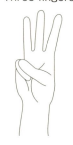

Placingした被験者の手で、Three fingerをつくってもらう。元に戻し、前腕回外をFacilitationとして、中間位へ戻すRight in the middleから10秒以上間隔を開けても寝返りというSteps to followに結びつく現象を体験できる。

実技例（時間的荷重：Temporal summation）

Fox

Placingした被験者の手で、Foxをつくってもらう。前腕回外をFacilitationとして、中間位へ戻すRight in the middleを4回以上繰り返しても→寝返りというSteps to followが消失しない。

実技例（空間的加重：Spatial summation）

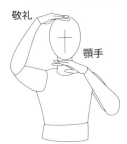
敬礼　顎手

Placingした被験者の手で、Chin handをつくってもらう。

Toneを上げるFacilitationから中間位へ戻すRight in the middleを4パターン以上実施してもSteps to followが消失しない。

②大腿四頭筋への刺激（Quad stimulus）

大腿四頭筋全域のどこでも、刺激であれば何でも、加重が消失しないことを体験できる。

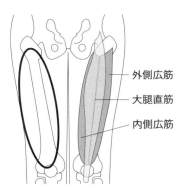

外側広筋
大腿直筋
内側広筋

Quad stimulus
大腿四頭筋領域にどんな刺激でもSteps to followに結びつく

Chapter Ⅱ

実技例
（様々なQuad stimulus）
▷10秒ルール

被験者のPlacing側の大腿四頭筋への刺激（ポンと施術者の手掌で大腿四頭筋を触る）をする。前腕外をFacilitationとして中間位へ戻すRight in the middleから10秒以上間隔を開けても寝返りというSteps to followに結びつく現象を体験できる。

▷時間的加重（Temporal summation）

被験者のPlacing側の大腿四頭筋への刺激（施術者の指先でトンと大腿四頭筋を触る）をする。前腕回外をFacilitationとして、中間位へ戻すRight in the middleを4回以上繰り返しても→寝返りというSteps to followが消失しない。

▷空間的加重（Spatial summation）

被験者のPlacing側の大腿四頭筋への刺激（ギューッと施術者の手で大腿四頭筋を握る）をする。Toneを上げるFacilitationから中間位へ戻すRight in the middleを4パターン以上実施してもSteps to followが消失しない。

　TACO法では、Facilitationとして大腿四頭筋への刺激（固有受容覚、触覚、圧覚、温熱覚、冷覚、複合覚など刺激なら何でも可）を前頭前皮質の活動に密接に結びつけており、手技手順の中に、Quad stimulusとして、創意工夫

76

しながら頻繁に使用している。Challenge orientedコンセプトの一端を示しているといえる。

Chapter Ⅱ

6 DKP片側、両側から背臥位から腹臥位、腹臥位から背臥位への寝返り

　TACO法では、片側、両側により、Toneの上げ下げが逆転するという現象に留意しながら、DKP（上肢、下肢）からFacilitationし、背臥位から腹臥位、腹臥位から背臥位の戻りの寝返りを運動誘導する。

　背臥位から側臥位、側臥位から背臥位の戻りの寝返りと比べ、背臥位から腹臥位もToneを下げていく身体図式であり、腹臥位から背臥位の戻りの寝返りもToneを上げていく身体図式である。この動作の違いは、支持側（下敷きになる上肢）上肢の処理が必要であるかないかである。すなわち、背臥位から腹臥位までの寝返りが、側臥位で止まってしまうのは、上肢が障壁になっているからであり、また、腹臥位から背臥位へ戻りの寝返りが、側臥位まで誘導できないのは、支持側の上肢の処理ができていないからである。

1) Placingから支持側上肢の処理（下敷きにならないFacilitation）

①側頭部CHORをつくる

耳側CHOR（クローズドアプローチ）手順を利用。

Componentごとのtone調節、前腕回内Tone↓→戻す→肘90度屈曲（敬礼ポジション）Tone↑→Scapula set肩甲骨内転Tone

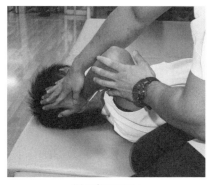

側頭部CHOR

↑→ゼロポジションに戻すTone↓額CHOR→肩内転（額CHORのまま）Tone↓→戻すTone↑→側頭部CHOR。

②Placing肢位屈曲150度以上作成

Placing肢位屈曲90度をつくり、そこから肩外旋、外転、前腕回外、手掌屈でToneを上げ→それを戻すことによってToneが下がり、Placing肢位屈曲150度以内をつくる→そこから肩内旋、内転、前腕回外、手背屈でToneを下げ→戻すとToneが上がりPlacing肢位屈曲150度以上作成することができる。

Chapter Ⅱ

2）片側による背臥位から腹臥位、腹臥位から 背臥位の寝返り動作

①片側上肢より背臥位から腹臥位への寝返り

支持側上肢の処理→駆動側のPlacingした上肢（肩、肘、前腕、手、指）をFacilitationし、手部から寝返り（背臥位から腹臥位）の運動誘導を実施する（背臥位から側臥位への寝返りと同様）。

支持側上肢の処理→駆動側のPlacingした下肢（股、膝、下腿、足、指）をFacilitationし、大腿側部膝と足部から寝返り（背臥位から腹臥位）の運動誘導を実施する（背臥位から側臥位への寝返りと同様）。

②片側上肢より腹臥位から背臥位への戻りの寝返り

支持側上肢の処理のまま→駆動側のPlacingした上肢（肩、肘、前腕、手、指）をFacilitationし、手部から寝返り（腹臥位から背臥位）の運動誘導を実施する（側臥位から背臥位への寝返りと同様）。

支持側上肢の処理のまま→駆動側のPlacingした下肢（股、膝、下腿、足、指）をFacilitationし、大腿側部膝と足部から寝返り（背臥位から腹臥位）の運動誘導を実施する（背臥位から側臥位への寝返りと同様）。

3）両側による背臥位から腹臥位、腹臥位から背臥位の寝返り動作

①片側上肢より背臥位から腹臥位への寝返り

両側Placing肢位屈曲90度（ゼロポジション）を作成→両側手部を虫様筋握りにてReferenceする。

両側Placing肢位屈曲90度を保持し、両側手部へ虫様筋握りにてReferenceしたまま運動誘導するため、Key pointは限られる（指、下肢、パターンによっては不可）。

肩では、肩関節（両側）屈曲（前方挙上）90度＜150度、内旋、水平屈曲（水平内転）が、FacilitationとしてToneが上がる→戻すRight in the middleとなりToneが下がる→両

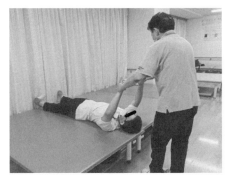

両側上肢より背臥位から腹臥位への寝返り

側Key pointより背臥位から腹臥位の寝返りというSteps to followが生ずる。

肘関節（両側）屈曲90度＜135度がFacilitationとしてToneが上がる→戻す、Right in the middleとなりToneが

Chapter Ⅱ

下がる→両側Key pointより背臥位から腹臥位の寝返りというSteps to followが生ずる。

前腕（両側）回内がFacilitationとしてToneが上がる→戻す、Right in the middleとなりToneが下がる→両側Key pointより背臥位から腹臥位の寝返りというSteps to followが生ずる。

手関節（両側）伸展（背屈）、橈屈がFacilitationとしてToneが上がる→戻すRight in the middleとなりToneが下がる→両側Key pointより背臥位から腹臥位の寝返りというSteps to followが生ずる。

別法として、両側の上肢の処理を行い、PKP、CKPから誘導する方法もある。

両側側頭部CHORと両側Placing肢位150度以上である。

②両側上肢Key pointより腹臥位から背臥位への寝返り

両側Placing肢位屈曲150度以上を作成→両側手部を虫様筋握りにてReferenceする。

両側Placing肢位屈曲150度以上を保持し、両側手部へ虫様筋握りにてReferenceしたまま運動誘導するため、Key pointは限られる

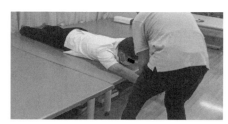

両側上肢より腹臥位から背臥位への寝返り

（前腕・手首のみ）。

　前腕（両側）回外がFacilitationとしてToneが下がる→戻す、Right in the middleとなり、Toneが上がる→両側Key pointより腹臥位から背臥位の寝返りというSteps to followが生ずる。

　手関節（両側）屈曲（掌屈）、尺屈がFacilitationとしてToneが下がる→戻す、Right in the middleとなり、Toneが上がる→両側Key pointより腹臥位から背臥位の寝返りというSteps to followが生ずる。

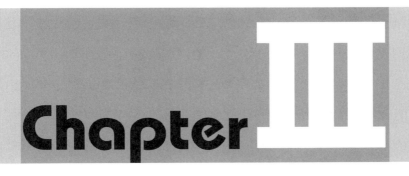

Chapter III

CKP、PKP、DKPを使って起き上がり（背臥位から長座位）

Active supineの運動誘導

Chapter Ⅲ

CKP、PKP、DKPを使って起き上がり（背臥位から長座位）

Postural set（姿勢準備）後の設定で、様々なCKP（体幹中枢部）、PKP（肩甲骨、骨盤部、顔面頭頸部）、DKP（肩関節や股関節から末梢部）を使って起き上がり（背臥位から長座位）の運動誘導ができる。

1）CKPからの起き上がり

①Mobilize（掌を背中に虫様筋握りにて接触させ動かす）

両側CHORから、Prone supine（掌を下にした背臥位）にし、Shaker法などを使って、被験者の肩越しから、施術者の掌を背中に挿入し、虫様筋握りにて接触させ、上下に動かす。上に動かせばTone

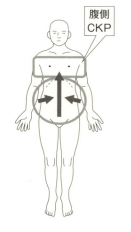
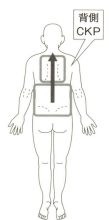

CKP、PKP、DKPを使って起き上がり（背臥位から長座位）

は下がり、下に動かせばToneは上がる。Timingは施術者の手を頭側に動かし、止めるとToneが上がる。起き上がりはToneを上げていく身体図式なので、適合し起き上がりの運動が誘導される。

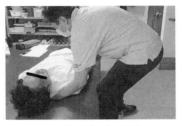

CKP起き上がり開始

② Closed skill
　（Facilitationの強調からRight in the middleへ誘導する）

両側CHORから、Prone supineにし、Shaker法などを使って、被験者の肩越し

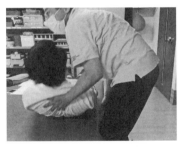

CKP起き上がり離床

から、施術者の掌を背中に挿入し、虫様筋握りにて接触させ、上に動かす。上に動かせばToneは下がり、そのまま上に動かしたまま保持するとSummationが働きToneは下がったまま（Facilitationの強調）である。Timingは施術者の手を頭側に動かすのを止めるとToneが上がる。起き上がりはToneを上げていく身体図式なので、適合し起き上がりの運動が誘導される。

Chapter Ⅲ

③ Active touch（掌を虫様筋握りで接触させ知覚循環から動作を誘導する）

両側CHORから、Prone supineにし、Shaker法などを使って、被験者の肩越しから、施術者の掌を背中に

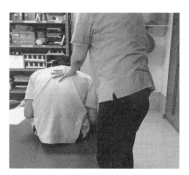

CKPから長座位

挿入し、掌を虫様筋握りで接触させ、知覚システムにて内部環境を探索し、知覚循環から起き上がり動作の身体図式を適合させ、動作を誘導する。

④ Draw in（呼吸を指示しながら、Hand shapingにて腹横筋を圧迫する）

両側CHORから、Prone supineにし、Shaker法などを使って、被験者の肩越しから、施術者の掌を背中に挿入し、掌を虫様筋握りで接触させ、呼吸を指示しながら、片方の手で「電話：親指と小指を立てる」YハンドHand shapingして、腹横筋へ接触

Draw in施術者
Hand shaping
Yハンド

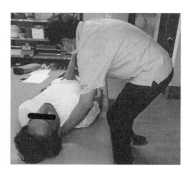

Draw inからの起き上がり

する。「吐いて」で圧迫しToneを下げ、「吸って」で戻しToneを上げる。吸ってから開始し、3度目の「吐いて」と圧迫のあと、Toneが上がり、起き上がりの身体図式と適合させ動作を誘導する。

⑤Draw inの別法
体幹中枢腹部へのStroking

Facilitationとして腹部を鼠径部から剣状突起方向へStrokingすることによりToneが下がり、Strokingを止めることにより、Toneが上がり、起き上がりの身体図式と適合し、起き上がり動作が誘導される。

体幹中枢腹部へのGrasp

臍部をGrasp（掴む）することによりToneが下がりGraspを止めることによりToneが上がり、起き上がりの身体図式と適合し、起き上がり動作が誘導される。

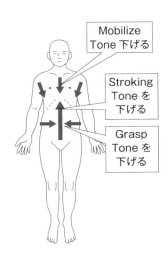

Chapter Ⅲ

CKPボイタ点、胸骨部へのMobilize

CKPボイタ点、胸骨部を下方へMobilizeすることにより Tone が下がり、Mobilize を止めることにより Tone が上がり、起き上がりの身体図式と適合し、起き上がり動作が誘導される。

CKPの Reference point の Tone の上げ下げについては、正しい Reference point の把握が必要とされる。

2）PKPからの起き上がり

Reference を両肩甲帯部に置き、起き上がり動作を誘導する。

TACO法においては、PKP肩甲帯、骨盤帯からの起き上がりの場合、両肩甲帯を Reference し誘導する。

Tone 調節としては、身体図式との関係（寝返りは Tone を下げる・起き上がりは Tone を上げる）で、Tone を操作し起き上がらせる運動誘導である。

運動発達的には、垂直方向への抗重力運動であり、Milestone（月齢）では7、8か月で、Grade が上がる。

①肩甲帯下制

両側CHORから、Prone supineにし、被験者の両肩甲帯部を虫様筋握りにて接触させ、下に動かす。Tone は下

90

CKP、PKP、DKPを使って起き上がり（背臥位から長座位）

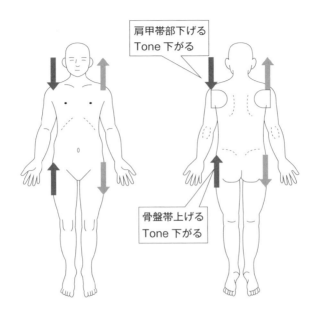

がり、戻すことによりToneは上がる。起き上がりはToneを上げていく身体図式なので適合し、起き上がりの運動が誘導される。

②骨盤帯挙上

両側CHORから、Prone supineにし、被験者の骨盤帯を虫様筋握りにて接触させ、挙上する。Toneは下がり、戻すことによりToneは上がる。被験者の両肩甲

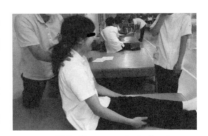

PKP肩甲帯からの起き上がり

91

Chapter Ⅲ

帯部をReferenceして起き上がり運動が誘導される。

③知覚循環

両側CHORから、Prone supineにし、被験者の両肩甲帯部を虫様筋握りにて接触させる。接触部位から、起き上がり動作のToneを上げていく身体図式を感じていく。適合することにより起き上がりの運動が誘導される。

両側肩甲帯からのActive touchによる起き上がりについては、System control（個別性・環境・課題）：環境適応による固有の課題へのアプローチである。

体幹の評価では、Postural set（姿勢準備）のCHORで、Core mobility（体幹の可動性）、Core stability（体幹の安定性）をつくり、Active touchにより知覚循環することによってCore control（体幹の活動性）が働き、固有の課題である起き上がり動作が誘導される。

知覚システム

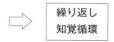
繰り返し
知覚循環

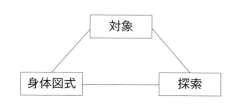

対象　　起き上がり動作
身体図式　起き上がりの身体図式
探索　　起き上がりの身体図式との
　　　　適合目指す

④PKPにおける顔面・頸部・喉頭部分のTone調整からの起き上がり

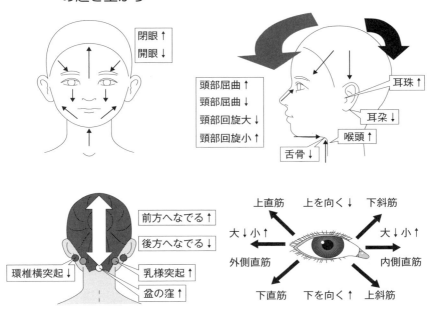

　前額部　正中部分上方へMobilize（擦る）⇒Tone下がる→側方斜め下方Mobilize（擦る）⇒Tone下がる。

　頸部屈曲⇒Tone下がる→頸部回旋大⇒Tone下がる→頭部伸展小⇒Tone下がる。

　耳珠前方へ移動⇒Tone下がる→耳朶を前方に（耳孔）へ移動⇒Tone下がる。

　喉頭を上方に移動：メンデルスゾーン手技⇒Tone下が

Chapter Ⅲ

る。
　舌骨をMobilizeする⇒Tone下がる。
　後頭部後方へなでる⇒Tone下がる。
　環椎横突起Mobilizeする⇒Tone下げる。
　眼瞼・眼球部、目を開ける⇒Toneを下げる。
　眼球を上方へ動かす⇒Toneを下げる。
　眼球を鼻側・耳側へ大きく⇒Toneを下げる。

　Toneを下げるFacilitationからRight in the middleとなりToneを上げ、Toneを上げていく起き上がりの身体図式と適合していく。

　TACO法では、PKP（肩甲帯・骨盤帯・顔面頭頸部）のあらゆるReference pointを使い、Toneを下げ、それを止めるとToneが上がり、起き上がり動作が誘導される。

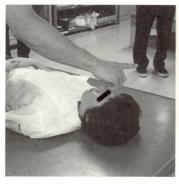

顔面頭頸部起き上がり開始

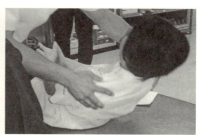

顔面頭頸部起き上がり離床

CKP、PKP、DKPを使って起き上がり（背臥位から長座位）

同じKey pointを繰り返せば繰り返すほど、Temporal summation（時間的加重）が働き、違うReference pointを使えば使うほど、Spatial summation（空間的加重）が働き、Toneの加重が起こり、前頭前皮質に働きかけると推測する。

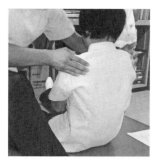

顔面頭頸部起き上がり長座位

3）様々なDKPを使って起き上がり（背臥位から長座位）の運動誘導

　様々なDKPを使って起き上がり（背臥位から長座位）の運動誘導をToneのコンセプト（Toneが上がる、下がる）を使用しながら実施する。上肢では、片側、両側での肩、肘の角度によるToneの違い、前腕、手、指の方向によるToneの違いにより、起き上がりの運動誘導を実施する。次に下肢の股、膝の角度によるToneの違い、下腿、足、指の方向によるToneの違いにより起き上がりの運動誘導を実施する（Key point：上肢）。

①片側上肢Key pointより
　背臥位から長座位への起き上がり
　片側placing肢位屈曲90度（ゼロポジション）を作成→

Chapter Ⅲ

片側手部を虫様筋握りにてReferenceする。

片側Placing肢位屈曲90度を保持し、片側手部へ虫様筋握りにてReferenceしたまま運動誘導する。

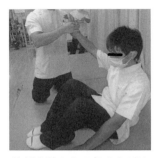
片側上肢からの起き上がり

肩では、肩関節（片側）屈曲（前方挙上）90度＜150度、内旋、水平屈曲（水平内転）がFacilitationとしてToneが下がる→戻す、Right in the middleとなりToneが上がる→片側Key pointより背臥位から長座位の起き上がりというSteps to followが生ずる。

肘関節（片側）屈曲90度＜135度がFacilitationとしてToneが下がる→戻す、Right in the middleとなりToneが下がる→片側Key pointより背臥位から長座位の起き上がりというSteps to followが生ずる。

前腕（片側）回内がFacilitationとしてToneが下がる→戻す、Right in the middleとなりToneが上がる→片側Key pointより背臥位から長座位の起き上がりというSteps to followが生ずる。

手関節（片側）伸展（背屈）、橈屈がFacilitationとしてToneが下がる→戻す、Right in the middleとなりToneが上がる→片側Key pointより背臥位から長座位の起き上がりというSteps to followが生ずる。

CKP、PKP、DKP を使って起き上がり（背臥位から長座位）

手指の関節の運動

母指（CM：手根中手関節）では、尺側内転、掌側内転、対立がFacilitationとしてToneが下がる→戻す、Right in the middleとなりToneが上がる→背臥位から長座位の起き上がりというSteps to followが生ずる。

母指（MP：中手指節関節）では、屈曲がFacilitationとしてToneが下がる→戻す、Right in the middleとなりToneが上がる→背臥位から長座位の起き上がりというSteps to followが生ずる。

母指（IP：指節間関節）では、伸展がFacilitationとしてToneが下がる→戻す、Right in the middleとなりToneが上がる→背臥位から長座位の起き上がりというSteps to followが生ずる。

指（MP：中手指節関節）では、屈曲、第2、伸展、第3、4、5　内転（指を閉じる）がFacilitationとしてToneが下がる→戻す、Right in the middleとなりToneが上がる→背臥位から長座位の起き上がりというSteps to followが生ずる。

指（PIP：近位指節間関節）では、屈曲、第2、伸展、第3、4、5がFacilitationとしてToneが下がる→戻す、Right in the middleとなりToneが上がる→背臥位から長座位の起き上がりというSteps to followが生ずる。

指（DIP：遠位指節間関節）では、屈曲、第2、伸展、第3、4、5がFacilitationとしてToneが下がる→戻す、

Chapter Ⅲ

Right in the middleとなりToneが上がる→背臥位から長座位の起き上がりというSteps to followが生ずる。

　小指（CM：手根中手関節）では、伸展、外転がFacilitationとしてToneが下がる→戻す、Right in the middleとなりToneが上がる→背臥位から長座位の起き上がりというSteps to followが生ずる。

　小指（PIP：近位指節間関節）では、伸展がFacilitationとしてToneが下がる→戻す、Right in the middleとなりToneが上がる→背臥位から長座位の起き上がりというSteps to followが生ずる。

　小指（DIP：遠位指節間関節）では、伸展がFacilitationとしてToneが下がる→戻す、Right in the middleとなりToneが上がる→背臥位から長座位の起き上がりというSteps to followが生ずる。

②両側上肢Key pointより背臥位から長座位への起き上がり

　両側Placing肢位屈曲90度（ゼロポジション）を作成→両側手部を虫様筋握りにてReferenceする。

　両側Placing肢位屈曲90度を保持し、両側手部へ虫様筋握りにてReferenceしたまま運動誘

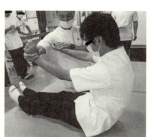

両側上肢より背臥位から長座位への起き上がり

導するため、Key pointは限られる（指、下肢、パターンによっては不可）。

　肩では、肩関節（両側）、屈曲（前方挙上）＜90度、外転20度＜、外旋、水平伸展（水平外転）がFacilitationとしてToneが下がる→戻す、Right in the middleとなりToneが上がる→背臥位から長座位の起き上がりというSteps to followが生ずる。

　肘関節では、屈曲＜90度135度＜がFacilitationとしてToneが下がる→戻す、Right in the middleとなりToneが上がる→背臥位から長座位の起き上がりというSteps to followが生ずる。

　前腕では、回外がFacilitationとしてToneが下がる→戻す、Right in the middleとなりToneが上がる→背臥位から長座位の起き上がりというSteps to followが生ずる。

　手関節では、屈曲（掌屈）尺屈がFacilitationとしてToneが下がる→戻す、Right in the middleとなりToneが上がる→背臥位から長座位の起き上がりというSteps to followが生ずる。

Chapter Ⅲ

2 起き上がりにおける10秒ルール、3D'sプランと加重（Summation）効果の消失、消失現象を打ち消す手技

　DKP（肩関節や股関節から末梢部）からの寝返り動作の中で起きた10秒ルール、3D'sプランと加重効果の消失、消失現象を打ち消す手技について、起き上がり動作でも同じように起こるのかを検証する。

　加重効果（Steps to followに結びつきやすくなる）と加重効果の消失（Steps to followに結びつかなくなる）という現象、加重効果の消失現象を打ち消すCarry overを促す手技は、寝返り動作と同じ手技を使う。

　Hand shaping（手指の形）Luria's chin hand、Three fingers、Fox、Quad stimulus（大腿四頭筋への刺激）、3D's planプラン、10秒ルールコンセプトの解説は、DKPからの寝返りで既述している。

　TACO法の特徴的な3D's plan、10秒ルールというコンセプトが、どこで生じるのか？　表（p102下方）を参考にしながら、実際にDKPからの起き上がり動作をComponentに分けて再確認する。

100

1）加重効果

①3D's plan

3D's planは既述したように「言葉の力」から考案された加重である。

Poetic function（詩的機能）は、同じ言葉を3回繰り返すことによって、言葉の力を増すことができる。

すなわち下肢伸展機構のハンドリングで言えば、

「もっと伸ばして」「もっと伸ばして」「もっと伸ばして」と繰り返すことにより、大腿四頭筋の活動を高めることができる。

また、同意味の違う言葉を3回繰り返すことによって、言葉の力を増すことができる。

「足を伸ばして」「足を長くして」「私を押して」と繰り返すことにより、大腿四頭筋の活動をより高めることができる。

ローマン・ヤコブソン言葉の6機能

3D's planは、3dimensions（3側面）を時間的加重、空間的加重に分け、起き上がり動作を誘導する中で、加重効果（Steps to followに結びつきやすくなる）を得られやすくなる現象である。

Chapter Ⅲ

```
              コンテクスト
              （参照機能）

発信者      メッセージ      受信者
（主情機能） （詩的機能）  （働きかけ機能）

              コンタクト
              （交話機能）

              コード
              （メタ言語機能）
```
ローマン・ヤコブソン言葉の6機能

②実技例（3D's plan プラン）

時間的加重（Temporal summation）

前腕回内を Facilitation として、中間位へ戻す Right in the middle を3回繰り返すと、→起き上がりという Steps to follow が顕著に生ずる。

空間的加重（Spatial summation）

肩関節屈曲（前方挙上）90度以上を Facilitation として、中間位へ戻す（Right in the middle）、肩関節内旋を Facilitation として、中間位へ戻す。肩関節水平屈曲を Facilitation として、中間位へ戻す。3パターン実施すると起き上がりという Steps to follow が顕著に生ずる。

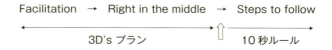

2）Carry over（効果の持続）と加重効果の消失（Steps to follow に結びつかなくなる）

①10秒ルールの Carry over（効果の持続）と、加重効果の消失（Steps to follow に結びつかなくなる）現象

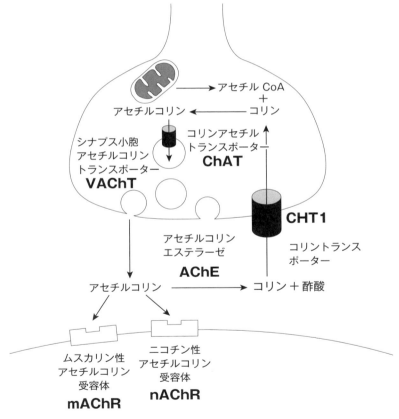

アセチルコリンが受容体と結びつきすぎると、アセチルコリンエステラーゼが生成されないため加重効果の消失が起こる

Chapter Ⅲ

②実技例（10秒ルール）
Carry over（効果の持続）という現象
　前腕回内をFacilitationとして、中間位へ戻すRight in the middleから9秒間までは起き上がりというSteps to followに結びつく。

加重効果の消失（Steps to followに結びつかなくなる）という現象
　前腕回内をFacilitationとして、中間位へ戻すRight in the middleから10秒以上間隔を開けると、起き上がりというSteps to followに結びつかない。

③実技例（3D's plan）
加重効果の消失（Steps to followに結びつかなくなる）という現象
▷時間的加重（Temporal summation）
　前腕回内をFacilitationとして、中間位へ戻すRight in the middleを4回以上繰り返すと、起き上がりというSteps to followが消失する。

▷空間的加重（Spatial summation）
　1回目肩関節屈曲（前方挙上）90度以上をFacilitationして、中間位へ戻す（Right in the middle）。2回目肩関節内旋をFacilitationとして、中間位へ戻す。3回目肩関節水平

104

CKP、PKP、DKP を使って起き上がり（背臥位から長座位）

屈曲をFacilitationとして、中間位へ戻す。4回目肘関節屈曲90度以上をFacilitationとして、中間位へ戻す。4パターンを実施すると、起き上がりというSteps to followが消失する。

　上肢のDKPから、時間的加重、空間的加重による3D's planを実施する際、「Facilitation→Right in the middleを4回以上繰り返す」「Facilitation→Right in the middleを4か所以上実施する」「Facilitation→Right in the middleから10秒以上経過する」ことにより、加重が消失することを寝返り動作と同様、起き上がり動作でも体験できる。

3）加重消失の打ち消し現象

　記述したように、TACO法によると、ルリアの3徴候（Three finger、Fox、Chin hand）のうち、一つでもFacilitationすると、時間的加重は4回以上何度でも加重は消失しない。空間的加重も、4か所以上何か所でも加重は消失しない。

神経伝達物質のドーパミン、セロトニン、ノルエピネフリン、GABA（ガンマアミノ酪酸）によって前頭前皮質は支えられている

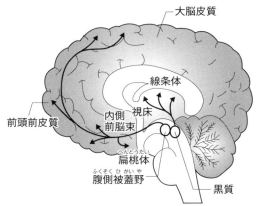

報酬系の神経伝達物質は前頭前皮質で統合される。現在、加重のCarry overと前頭前皮質の関連を模索中である。

105

Chapter Ⅲ

10秒以上間隔を開けても加重は消失しないことを体験できる。

①ルリアの３徴候Facilitation
実技

▷10秒ルール

Placingした被験者の手で、Three fingerをつくってもらう。元に戻し、前腕回内をFacilitationとして、中間位へ戻すRight in the middleから10秒以上間隔を開けても起き上がりというSteps to followに結びつく現象を体験できる。

▷時間的加重（Temporal summation）

Placingした被験者の手で、Foxをつくってもらう。前腕回内をFacilitationとして、中間位へ戻すRight in the middleを4回以上繰り返しても起き上がりというSteps to followが消失しない。

▷空間的加重（Spatial summation）

Placingした被験者の手で、Chin handをつくってもらう。1回目肩関節屈曲（前方挙上）90度以上をFacilitationとして、中間位へ戻す（Right in the middle）、2回目肩関節内旋をFacilitationとし、中間位へ戻す。3回目肩関節水

平屈曲をFacilitationとして中間位へ戻す。4回目肘関節屈曲90度以上を実施するとFacilitationとして中間位へ戻す。これを実施しても起き上がりというSteps to followが消失しない。

②大腿四頭筋への刺激（Quad stimulus）による加重消失の打ち消し現象
実技（様々なQuad stimulus）

▷10秒ルール

被験者のPlacing側の大腿四頭筋への刺激（ポンと施術者の手掌で大腿四頭筋を触る）をする。前腕回内をFacilitationとして中間位へ戻すRight in the middleから10秒以上間隔を開けても起き上がりというSteps to followに結びつく現象を体験できる。

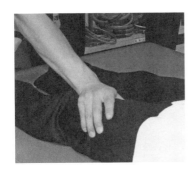
Quad stimulus

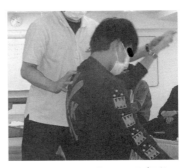
Quad stimulusからのDKP起き上がり

Chapter Ⅲ

▷時間的加重（Temporal summation）

　被験者のPlacing側の大腿四頭筋への刺激（施術者の指先でトンと大腿四頭筋を触る）をする。前腕回内をFacilitationとして、中間位へ戻すRight in the middleを4回以上繰り返しても起き上がりというSteps to followが消失しない。

▷空間的加重（Spatial summation）

　被験者のPlacing側の大腿四頭筋への刺激（ギューッと施術者の手で大腿四頭筋を握る）をする。1回目肩関節屈曲（前方挙上）90度以上をFacilitationとして、中間位へ戻す（Right in the middle）、2回目肩関節内旋をFacilitationとして中間位へ戻す。3回目肩関節水平屈曲をFacilitationとして中間位へ戻す。4回目肘関節屈曲90度以上を実施するとFacilitationとして、中間位へ戻す。これを4パターン実施をしても起き上がりというSteps to followが消失しない。

　既述したように、TACO法では、Facilitationとして大腿四頭筋への刺激（固有受容覚、触覚、圧覚、温熱覚、冷覚、

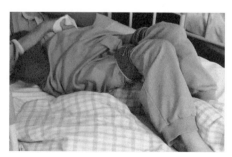

Level 4へのQuad stimulus

複合覚など刺激なら何でも可）を前頭前皮質の活動に密接に結びつけており、手技手順の中に、Quad stimulusとして、創意工夫しながら頻繁に応用を試みている。

　臨床では、大腿四頭筋部への湿布・大腿四頭筋部への鍼・大腿四頭筋部へのキネシオテープ・大腿部への弾力ベルトによる加圧・ガーターリングといった様々な刺激も、全てQuad stimulusと考え、Challenge orientedコンセプトから前頭前皮質の活性化のために、大変重要なFacilitationとなっている。

Chapter Ⅲ

3　CHORからOn elbow方向への起き上がり誘導とLetting goによるActive supine

1）CHORからOn elbow方向への起き上がり、Active supine実技方法

①Prone supineからOn elbow

両側CHORにし、Pronesupineのポジションをつくる。

片側上肢をPlacingし、反対側CHORからOn elbowへ起き上がり誘導する。

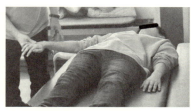

CHORからの起き上がり

On elbowへ起き上がりの身体図式は、CHORを保持したまま、肘屈曲支持のためToneを上げていくことになる。

　上肢の手部と同側の肩甲帯を虫様筋握りでReferenceし、片側PlacingからToneを上げ、下げると、寝返り動作の身体図式（Toneを下げる）を誘導できる。反対側では、相反神経支配が働いてToneが上がる身体図式となり、On elbowに起き上がる。

CKP、PKP、DKPを使って起き上がり（背臥位から長座位）

②On elbowからOn hand

次に、On elbow側のFacilitationとPlacing上肢をFacilitationする2通りの方法で、On elbowからOn hand位へ起き上がる。

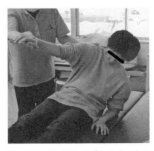

On elbowからの起き上がり

On elbow側のFacilitation

On elbowからOn handの起き上がりは、肘伸展のためToneが下がる身体図式である。Placingした上肢の手部を虫様筋握りで保持し、On elbow側の前腕を回外し戻すとToneが下がるため、On elbowからOn

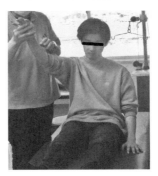

On handの起き上がり

handの起き上がりがPlacingした上肢の手部から誘導できる。

Placing上肢をFacilitation

On elbowからOn handの起き上がりは、肘伸展のためToneが下がる身体図式であるため、Placingした上肢の手部を虫様筋握りで保持し、Placing側の上肢の前腕を回内し戻すとToneが上がるため、反対側では、相反神経支配が働いてToneが下がる身体図式となり、Placingした上肢

111

Chapter Ⅲ

の手部からOn hand位に誘導できる。

③On handから両側On hands CHOR

次に両側On hands CHORへ誘導し活動的な座位をつくる。

On hand位で保持のまま、Placing上肢をFacilitationし、前腕を回内し、戻すことにより、Toneが上がるため、両側On hands CHOR位となり、Toneが上がる身体図式となり、活動的な座位へ誘導できる。

④両側On hands CHOR座位からLetting goによるactive supine

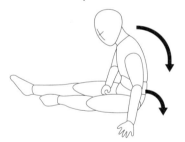

On handからActive supine

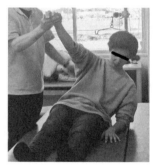

On elbowからLetting go

両側On hands CHOR座位から再び、片側上肢をPlacingし、Placingした上肢の手部を虫様筋握りで保持し、Placing側の上肢の前腕を回外し戻すとToneが下がるため、反対側では、相反神経支配が働いてToneが上がる身体図

式となり、Placingした上肢の手部からLetting go（従重力方向へ離す運動）にて誘導し、On hand位からOn elbow位に誘導できる。

　続いてPlacing側の上肢の前腕を回内し戻すとToneが上がるため、反対側では、相反神経支配が働いてToneが下がる身体図式となり、Placingした上肢の手部からLetting go（従重力方向へ離す運動）にて誘導し、On elbow位からProne supine位に誘導できる。

　次にPlacing側の上肢の前腕を回外し戻すとToneが下がり、Placing位からProne supine位へ誘導し、両側CHOR Prone supine位のActive supineをつくる。

2) Active supineと起き上がりの誘導による陰性徴候ケースへの治療

①健側からのActive supine
　まずベッド端座位において陰性徴候ケースを想定する。
　健側からOn elbowへ上腕内旋Mobilizeし、Toneを下げ、戻すことによりToneを上げ、肘が屈曲しOn elbowになる。次に、患側足部をReferenceし、内反外反し、外反を止めるとToneが下がり患側股関節屈曲外転し、ベッド上に誘導できる。
　次に健側足部をReferenceし、内反、外反しToneを上

113

Chapter Ⅲ

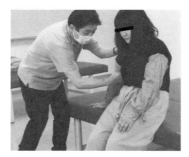

健側からの On elbow 誘導

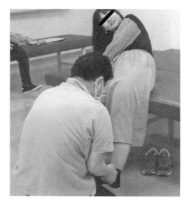

患側下肢ベッド上誘導

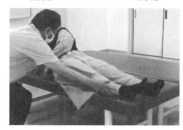

健側下肢ベッド上誘導

げ、それを保ちながら、股関節屈曲内転しながら、健側下肢をベッド上へ誘導する。

　健側 On elbow 位から健側上腕外旋 Mobilize し、Tone を上げ、戻すことによって Tone を下げ、肘を伸展させ、相反神経支配により患側 Tone が上がり、肩甲帯が後方へ回旋し、背臥位に誘導できる。

②健側からの端座位への起き上がり

　臥位から健側上肢を外転し、手関節を背屈し、戻すと Tone が上がる。それを肩内転すると Tone が下がり、健側下腿外転し、健側下腿ベッド端下垂位となる。患側肩甲帯を大きく持ち上げ、下ろすと Tone が上がるため、患側

CKP、PKP、DKPを使って起き上がり（背臥位から長座位）

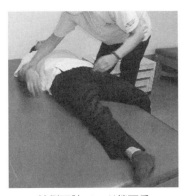
健側下肢ベッド端下垂

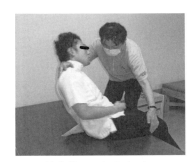
端座位への起き上がり

股関節内転となる。

　次に、施術者の片方の手で、患側の肩甲帯を下げ、戻すとToneが上がる。施術者の肘まで差し入れ、手部を虫様筋握りにして被験者の患側肩甲帯をReferenceする。被験者の患側肩甲帯ともう片方の手を患側大腿側部Referenceし、股関節内転にFacilitationしながら患側肩甲帯からベッド端座位への起き上がりを運動誘導する。

③患側からのActive supineへの誘導
　端座位健側上肢をPlacingする。Toneを下げ、ベッド端座位健側下腿下垂位の足部が内反しやすくなる。内反を止めるとToneが上がり、外反がしやすくなる。外反を止めるとToneが下がり、股関節外転しやすくなり、健側下垂位の足部をベッド上へ持ち上げることができる。

Chapter Ⅲ

次に患側足部を内反し、Toneを下げ、内反を止め、外反位を保ちながらToneを上げ、股関節内転から、足部をベッド上へ持ち上げる。健側上肢Placing位にて長座位にすることにより、Toneが

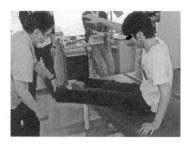

患側からのLetting go

上がり、活動的な座位をつくることができる。

　健側上肢Placing長座位から健側手部を虫様筋握りして、肩外転し戻すとToneが下がり、Placingした上肢の手部から、Letting go（従重力方向へ離す運動）にて誘導し、Active supine位に誘導できる。

④Active supine位から、患側を支持面に起き上がりを誘導する

　背臥位から、患側上肢を外転し、手関節を背屈し、戻すとToneが上がる。それを肩内転するとToneが下がり、患側下腿外転し、ベッド端から患側下腿下垂位となる。健側肩甲帯を大きく持ち上げ、下ろすとToneが上がるため、健側股関節内転となる。被験者の健側上肢をPlacingし保持させ、被験者の健側下肢をLiftingし、保持する。施術者の両手部にて、被験者の上肢と下肢を虫様筋握りでReferenceし、上肢は内転、下肢は外転をFacilitationし、Toneを下げ、戻すことによってToneを上げる。虫様筋

CKP、PKP、DKP を使って起き上がり（背臥位から長座位）

握りでReferenceした手部と足部から、ベッド端への起き上がりを誘導する。

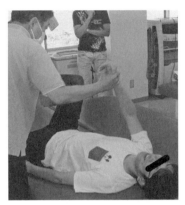

患側からの起き上がり

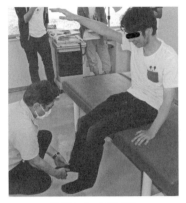

患側からの端座位

Chapter Ⅲ

 座位でのPostural set、Active supine

　TACO法では、臨床中セラピストは常に共通感覚を見つけていくという"Find midway common sense"の姿勢が重要である。
　評価と治療は車の両輪、患者さんとセラピストは一体というコンセプトを常に志向しながら治療していく。

1）座位のPostural set（姿勢準備）

　PKP（肩甲骨、骨盤部、顔面頭頸部）、CKP（体幹中枢部）へのFacilitation（準備）を実施し、前頭前皮質の活動を高めることを意識する。

①Quad stimulus（大腿四頭筋刺激）と
　　体幹のJiggling（小さく揺り動かす）
　両肩甲骨、骨盤の高さの偏位を評価し、即座にQuad stimulus with trunk jiggling（両大腿四頭筋を把持して、体幹を左右に小さく揺する）という手技で肩甲骨下角と腸骨稜の高さを一緒にする。
　TACO法 TIPs（裏技）のQuad stimulusを利用して、

CKP、PKP、DKP を使って起き上がり（背臥位から長座位）

施術者は正座位を取り、被験者の背後より、被験者の両脇から両大腿四頭筋領域を指か、手掌でReferenceする。そのまま、被験者の両前腕、腕部内側で、体側にReferenceし、体幹をJigglingすると、その情報は被験者の前頭前皮質へ働きかけ、行動調整により肩甲骨下角と腸骨稜の高さを同じにすると推測する。

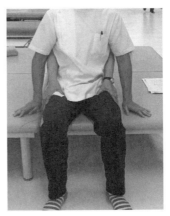

Quad stimulusと体幹Jiggling

② Placingと骨盤の前後傾

次に肩の高さを評価し、高い方は、体側がElongation（遠心性収縮）し、Toneが低くなっているため肩の高さが高い。低い方は、体側が短縮（求心性収縮）し、Toneが高くなっている。

即座に高い方の上肢を90度以上挙上させToneを下げ、施術者は上肢90度以上挙上方向を向き、被験者の背後に横向きに正座位を取り、被験者の胸部CKPをReferenceし、片方の手で骨盤を虫様筋握りにてReferenceし、Toneを低くすれば、駆動性が働き、骨盤の前後傾がスムーズにできる。それを止めることによってToneを高め、体側の短縮に働きかける。

Chapter Ⅲ

　このハンドリングは、半球間抑制の現象が働き、対側のToneを低める。次に肩の高さが低かった方の上肢を90度以上挙上しToneを下げ、施術者は上肢挙上方向に横向きで正座位を取り、被験者の胸部CKPをReferenceし、片方の手で骨

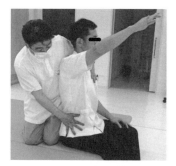

Placingと骨盤の前後傾

盤を虫様筋握りにてReferenceし、骨盤の前後傾を図ることによりToneを低め、両肩の高さを一緒にする。

③Thrustingと骨盤の前後傾
　肩の高さを評価し、高い方は、体側が引き延ばされ、Toneが低くなっているため肩の高さが高い。低い方は、体側が短縮し、Toneが高くなっている。
　前方にアクセルベッドなど（机でも可）を置き、高い方の上肢を前方にThrusting（突き出す）し、Toneを下げ、施術者は上肢Thrusting方向を向き、被験者の背後に横向きに正座位を取り、被験者の胸部CKPをReferenceし、片方の手で骨盤を虫様筋握りにてReferenceし、Tone低く駆動性が働き、骨盤の前後傾がスムーズにできる。それを止めることによってToneを高め、体側の短縮に働きかける。
　この手順は、半球間抑制の現象が働き、対側のToneを

CKP、PKP、DKPを使って起き上がり（背臥位から長座位）

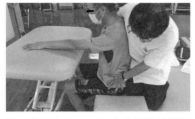 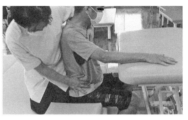

肩の高い方Thrustingから骨盤前後傾　肩の低い方Thrustingから骨盤前後傾

低める。次に肩の高さが低かった方の上肢をThrustingしToneを下げ、施術者は上肢挙上方向に横向きで正座位を取り、被験者の胸部CKPをReferenceし、片方の手で骨盤を虫様筋握りにてReferenceし、骨盤の前後傾を図ることによりToneを低め、両肩の高さを一緒にする。

④Placingとボバースショルダーの　手技による骨盤の前後傾

健側上肢のみを使用するハンドリングである。

肩の高さを評価し、高い方は、体側が長くなって、Toneが低くなっているため肩の高さが高い。低い方は、体側が短くなって、Toneが高くなっている。

手技Ａ：健側が高い場合

健側上肢を90度以上挙上させるPlacingおよび健側上肢をThrustingによりToneを下げ、健側の骨盤を前後傾する。Tone低く駆動性が働き、骨盤の前後傾がスムーズに

Chapter Ⅲ

できる。それを止めることによってToneを高め、体側の短縮に働きかけ、肩の高さを低くする。このハンドリングは、半球間抑制の現象が働き、対側のToneを低める。次に健側上肢の手掌を、対側肩に接地させる（ボバースショルダー）と、ゼロポジションをつくることができる。健側ボバースショルダーからScapula setを実施すると

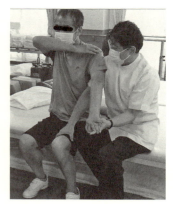

ボバースショルダー対肩手掌接触
Scapula set：内転屈曲

患側Toneを下げ、患側骨盤の前後傾を容易に図ることができる。骨盤の前後傾をすることにより、患側の体側が長くなって両肩の高さが一緒になる。

別法B：患側が高い場合

患側が高い場合、健側上肢の手掌を、対側肩に接地させ健側ボバースショルダーをThrustすると、患側のToneを下げ、患側骨盤の前後傾を容易に図ることができる。ボバースショルダーを保持しながら、骨盤の前後傾を止めることにより患側

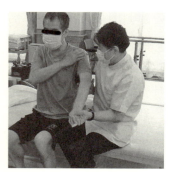

ボバースショルダー対肩手掌接触
Thrust：内転伸展Toneを下げる

CKP、PKP、DKPを使って起き上がり（背臥位から長座位）

Toneを高め患側の体側が短くなる。

　次に健側ボバースショルダーThrustからゼロポジションに戻すことによりToneを上げ、手掌が患側肩から離れる。Scapula setから戻すとToneが下がり、肘伸展、前腕回内し戻すと肩水平伸展となり、健側上肢90度以上挙上位となる。健側Toneは下がり、骨盤の前後傾がスムーズにできる、それを止めることによってToneを高め、健側の短縮に働きかけ、両肩の高さの調節ができる。

　このPlacing Thrust、ボバースショルダーによるTone調節による骨盤の前後傾のハンドリングは、加重効果により前頭前皮質に働きかけ、調整機能が働き両肩の高さを一緒にすると推測している。

⑤CKPの前額面への可動性、骨盤の前後傾とセラピストの共通感覚

　続いて、CKPの前額面への可動性を、行きやすい、行きにくいという評価の他、カウンターアクティビティ、カウンターウエイトの観点から評価し、セラピストが自身のお尻を上げ下ろすという動作をすることによって、共通感覚が発生し、調整できるという現象が生ずる。

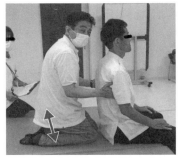

セラピスト自身のお尻を上げ下ろすという動作

123

Chapter Ⅲ

　施術者は正座位を取り、被験者の背後から、CKPの両側ボイタ点を虫様筋握りにて、Referenceする。前額面にどちらに行きやすいのか、また、バランスのとり方が、カウンターアクティビティ（立ち直り反応）を使うのか、カウンターウエイト（平衡反応）を使うのか選択する。

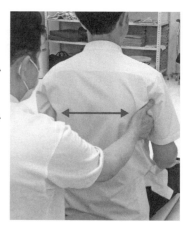

CKP前額面 Jiggling

　次にセラピストが自身のお尻を上げ下ろすという動作を、両側ボイタ点を虫様筋握りにて、Referenceしたまま行う。次に検証として両側ボイタ点を虫様筋握りにてReferenceしたまま行いやすい方から、カウンターアクティビティが出現しやすい側から、施術者も被験者と一体になり、前額面に誘導すると、共通感覚が働き、行きにくかった方も行きやすくなり、カウンターアクティビティが出現する。

⑥PKPの骨盤の矢状面の動き（骨盤の前後傾）とセラピストの共通感覚

　続いて、PKPの骨盤帯の矢状面への可動性を、行きやすい、行きにくいという評価の他、カウンターアクティビティ、カウンターウエイトの観点から評価し、セラピスト

が自身のお尻を上げ下ろしするという動作をすることによって、共通感覚が発生し、調整できるという現象が生ずる。

　施術者は正座位を取り、被験者の背後から、PKPの両側骨盤帯（蝶形稜と腹部、下部肋骨部）を虫様筋握りにて、Referenceする。前後傾、どちらに行きやすいのか、また、バランスのとり方が、カウンターアクティビティ（立ち直り反応）を使うのか、カウンターウエイト（平衡反応）を使うのか、評価する。

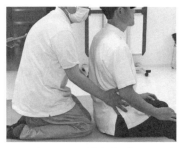
セラピストのお尻を上げて下ろす

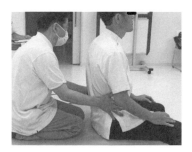
骨盤の前後傾誘導

　次にセラピストが自身のお尻を上げ下ろしするという動作を、両側骨盤帯を虫様筋握りにて、Referenceしたまま行う。次に検証として両側骨盤帯を虫様筋握りにて、Referenceしたまま行きやすい方から、カウンターアクティビティが出現しやすい側から、施術者も被験者と一体となり、矢状面に誘導すると、共通感覚が働き、行きにく

Chapter Ⅲ

かった方も行きやすくなり、カウンターアクティビティが出現する。活動的な座位をつくることができる。

2) Active supine（活動的な背臥位）から、さらなる体幹活動

①Letting goによるActive supine

ここで腰部に両手で圧迫したままセラピストが正座から自身のお尻を上げ下ろしするという動作をし、両手を放すだけで、セラピストにもたれかかることができCrook lyingができる。

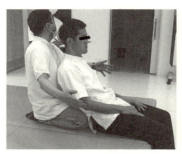
Letting goによるActive supine

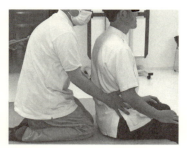
お尻を上げて下ろす

被験者の背後から、施術者は正座位を取り、PKPの両側骨盤帯（蝶形稜と腹部、下部肋骨部）を虫様筋握りにてReferenceしたまま、被験者の肩幅に両膝を広げる。そのまま、後方へ誘導しようとしても、被験者は恐怖感を抱き

CKP、PKP、DKP を使って起き上がり（背臥位から長座位）

抵抗を感ずる。次にセラピストが自身のお尻を上げ下ろしするという動作を、両側骨盤帯を虫様筋握りにて、Reference したまま行う。次に後方へ誘導すると、共通感覚が生じて、Letting go（従重力運動、手掌を放す）が働き、後方へ体幹を誘導できる。こうして、施術者にCrook lying でもたれかかった姿勢が、Active supine となる。

②Active supine での治療
　Scapula set thrusting とルリアの３徴候

　TACO 法では、この Active supine では、Core control（体幹の活性化）が働き、Scapula set と Thrusting が活性化し、Challenge oriented として、前頭前皮質の活性化に影響を及ぼすと推測している。

　まず、施術者にもたれかかった Crook lying 姿勢で、上肢の重さを評価し、重くて行きやすい側から、被験者の前

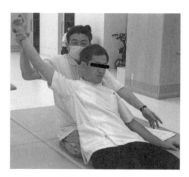

Scapula set

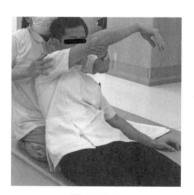

Thrusting

Chapter Ⅲ

腕、手関節近位部をReferenceし、Scapula set（肩甲骨の安定、肩甲骨内転・下方回旋）を誘導し、戻すことによって、Toneを下げる。続いて被験者の肘部と肩甲骨棘下部をReferenceし、Thrusting（前方突出、肩甲骨外転、上方回旋）を実施しToneを下げる。

続いて反対側の行きにくかった側の前腕、肘部をReferenceし、Scapula setを誘導し、戻すことによって、Toneを下げる。続いて被験者の肘部と肩甲骨棘下部をReferenceし、Thrustingを実施しToneを下げる。両方の上肢の重さを調節できる。

次に、Active supineのまま、体幹のJiggling（小さく揺り動かす）の評価をし、ルリアの3徴候（Three finger、Fox、Chin hand）を両側に実施すると、Scapula set、Thrustingがより活性化し、体幹のJigglingの調整ができる。

Active supineのまま、Facilitation（体幹のJigglingから

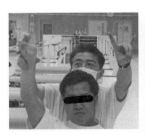
Fox

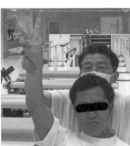
Three finger

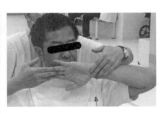
Chin hand

CKP、PKP、DKP を使って起き上がり（背臥位から長座位）

背部CKPを虫様筋握りにてReferenceし頭部へMobilize
する）を使って、起き上がりの誘導をし、より活動的な座
位をつくる。

　TACO法では、こうしてさらなる活動的な座位をつく
ることで、PT（理学療法）は立ち上がり、Stop standing、
Bipedal locomotion、二足歩行、OT（作業療法）は
Activity、Digitization、Affordance道具を使った作業活動、
ST（言語聴覚療法）は、摂食嚥下、Communication環境
適応へ治療を進めることができる。

Chapter **IV**

立ち上がりの準備と
Standing Stop standing Gait

Chapter Ⅳ

Bridging（腰上げ）と Leg extension mechanism（下肢伸展機構）

1）離殿期のFacilitation（準備、促通）として、Bridging（腰上げ）の運動誘導

①Bridging

両側CHOR（接触性手掌指南反応）で背臥位となったProne supine（掌を下にした背臥位）から実施するのは、CHORをつくり、ブリッジ動作のきっかけを促通する意味がある。次に両側下肢をLiftingし、Hooking lying（両膝立ち臥位）にする。両膝を内転し、両側なのでToneが下がり、ゼロポジションに戻すとToneが上がり、骨盤を後傾しゼロポジションに戻すと、Toneが下がる。腰上げはToneを下げていく身体図式の動作のため、臀部離殿してブリッジを誘導することができる。

②Sit down

次にStop standing（立位を止める）の準備として、Sit down（腰を下げ、

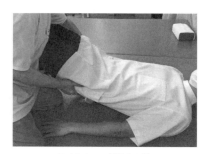

Bridging（腰上げ）

着座する）を誘導する。臀部床面接地のための、腰を下げる動作は、Toneを上げる身体図式のため、骨盤帯背面を頭側にMobilizeするとToneが下がり、止めるとToneが上がり、Sit downを誘導することができる。

2）立ち上がり伸展期のFacilitationとしてのLeg extension mechanism
（下肢伸展機構、下肢挙上位で膝伸展する）

①片側の下肢伸展機構

両側CHORで背臥位となったProne supineから実施するのは、CHORをつくり、Leg extension mechanismのきっかけを促通する意味がある。次に両側下肢をLiftingし、Hooking lyingにする。片側下肢を外転し、Toneを下げ、ゼロポジションに戻すとToneが上がり、膝90度以上屈曲、股関節90度以上屈曲ができる。被験者の足底を、施術者の腹部か大腿部にReferenceし、施術者の手掌にて、施術者の膝部をReferenceし、股関節外旋する。Toneが下がり、戻すとToneが上がり、片側の下肢伸展機構のToneを上げていく身体

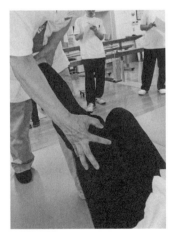

One leg extension

Chapter IV

図式のため被験者の下肢が挙上位で膝が伸展する。

②両側の下肢伸展機構

　Hooking lyingにする。両側下肢を外旋し、Toneを上げ、ゼロポジションに戻すとToneが下がり、両膝90度以上屈曲、両股関節90度以上屈曲ができる。被験者の両足底を、施術者の両鼠径部にReferenceし、施術者の手掌にて施術者の膝部をReferenceし、両股関節外旋する。Toneが上がり、戻すとToneが下がり、両側下肢伸展機構がToneを下げていく身体図式のため、施術者を持ち上げるようにして行う。被験者の両下肢が挙上位で両膝伸展する。

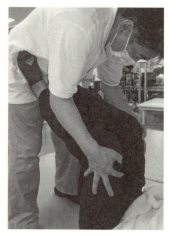
Both legs extension

3) Flying（高い・高い動作）

　次にPlantigrade（足の裏全体を地につけた高這い位）のStanding upのFacilitationとして、Flying（Lift up）に挑戦する。

立ち上がりの準備と Standing Stop standing Gait

①片側Bridging駆動側Leg extension

まずは、両側CHORでHook lyingから、Bridgingの運動誘導を実施し、その両側Bridging肢位から、施術者の腋窩で支持側膝蓋骨を受け、支持側へWeight shiftし、それを正中に戻し、駆動側のLeg extensionを行い、片側Bridging肢位をつくる。次に

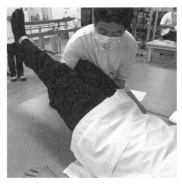

片側Bridging
駆動側Leg extension

反対側にも同じ両側Bridging肢位から、施術者の腋窩で支持側膝蓋骨を受け、支持側へWeight shiftし、駆動側のLeg extensionを行い、片側Bridging肢位をつくる。

②Flying

次に再び、Hook lyingに戻し、被験者の両上肢を挙上させ保持する。次に両下肢へ両股関節外転の手順を使い、鼠径部で被験者の両足底をしっかり受け、Leg extension mechanismを使って、両下肢挙上位で膝伸展させ、施術者を持ち上げると同時

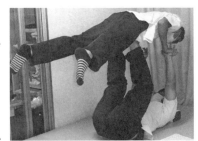

Flying

に、両上肢のThrusting（突き出す）を誘導しながらFly-

Chapter IV

ingを実施する。

立ち上がりの準備と Standing Stop standing Gait

2 床からの Standing up と Stop standing

1) Plantigrade からの Standing up と Stop standing

① Plantigrade と Digitigrade

　TAKO法では、「足の裏全体を地につけて歩く蹠行（しょこう）」という意味で Plantigrade を使うとともに、Standing up のハンドリングでは「足の裏全体を地につけた高這い位」という意味で使われる。

　Digitigrade は、「つま先立ちで歩く趾行（しこう）」という意味の他に、Standing up のハンドリングでは、「つま先立ち」という意味で使われる。

　一般的に Plantigrade とは足の裏全体を地につけて歩く、蹠行の意味で使われるが、TACO法では運動発達に沿った立ち上がりの中で、All fours（8か月）から高這い位（9か月）となり、Bipedal standing（10か月）に誘導するHandling の中で、人間特有の<u>足の裏全体を地につけた高這い</u>が必須であるということで、「Plantigrade」という言葉を重要視している。

137

Chapter Ⅳ

②腹臥位から腹側Scapula set、CHOR、All fours

　DKP（上肢）から腹臥位への寝返りを運動誘導し、次に両手挙上した腹臥位から、片方ずつ肘伸展にて手関節を背屈させ、止めるとToneが上がり、Scapula set（肩甲骨内転、挙上、下方回旋）ができる。Scapula setを止めると、Toneが下がり、肩内転、肘90度以上屈曲、手掌接地位（CHOR）へ誘導することができる。

　そこから腰部をKey pointにして、両股関節の伸展の手順からToneが上がり、戻して腸骨稜前部をReferenceし、臀部を引き上げる誘導によりAll foursになる。

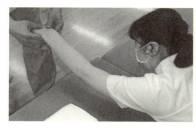
腹側Scapula set

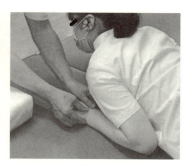
腹側CHOR

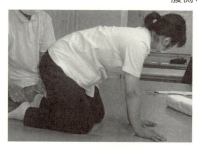
All fours

立ち上がりの準備と Standing Stop standing Gait

③All fours から Plantigrade、Bipedal standing

All fours position を整え、Plantigrade へ誘導するため、Facilitation として、筋膜、軟部組織、皮膚を把持して動かし（Mobilize する）、Tone を調整して、誘導する。

まず上肢を片方ずつ、上腕部を内側に Mobilize し Tone を下げ、上げる。両側肩90度以下屈曲位に誘導できる。

次に下肢を片方ずつ、膝90度以上屈曲し Tone を上げ、それを止め Tone を下げ、足部を Digitigrade にする。それを止めると Tone が上がる。そのため、股関節90度以上屈曲、膝90度以上屈曲位による膝、足背接地になる。

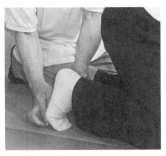
両側 Digitigrade

次に膝90度以上屈曲させ Tone を上げ、それを止め Tone を下げ、両足指を Digitigrade する。

両骨盤部を Reference し、Digitigrade した、All fours から頭側へ Weight shift し、Tone を上げ、下げるという手順から、Plantigrade（蹠行、高這い位）へ誘導し、Plantigrade

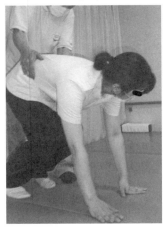
Plantigrade standing up

139

Chapter Ⅳ

から再び頭側へWeight shiftし、Toneを上げ、下げるという手順から、Bipedal standingへ誘導する。

④Bipedal standingから前方床に手をつくStop standing

Stop standingは、従重力運動ではあるが、Active supineのLetting goと違い、Toneを上げ、下げ、上げるという身体図式を持つ複合運動である。セラピストは、被験者の両側骨盤部をReferenceし、被験者の重心を後方へ移動させToneを下げ、Referenceを側腹部へ移し、戻すとToneが上がり、両膝屈曲、両足関節背屈、体幹屈曲、

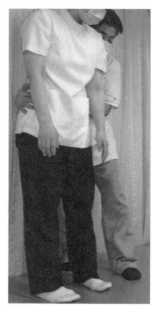

Bipedal standing

両上肢肘伸展、両手背屈、両肩90度以上屈曲の肢位となる。次に両肩90度以下に戻せば、Toneが下がり、勢いがつかず安全に両手掌が床に接地し、両足底全面接地のPlantigrade位となる。

⑤Plantigrade位からAll fours positionへの誘導

Plantigrade位から施術者は、被験者の両側骨盤部を

立ち上がりの準備とStanding Stop standing Gait

Referenceし、被験者の重心を後方へ移動させToneを下げ、Referenceを側腹部へ移し、重心を戻すとToneが上がり、両手掌が接地したまま、両肩90度以下屈曲位となり、両股関節、両膝が90度以上屈曲して床に接地し、足指がDigitigrade（趾行、両側つま先立ち）を保持したAll foursに誘導できる。

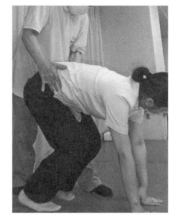
Stop standing

⑥All fours positionから腹臥位手掌接地位（CHOR）へ誘導

All fours positionを整え、腹臥位手掌接地位（CHOR）へ誘導するため、両手掌が両上肢肩90度以上屈曲位にて接地し、下肢はDigitigradeを止め、両膝、足背部が両股関節90度以下屈曲位にて接地する必要がある。

まず上肢を片方ずつ、上腕部を外側にMobilizeしToneを上げ、下げる。両側肩90度以上屈曲位に誘導できる。次に下肢を片方ずつ、Digitigradeを止め膝90度以上屈曲しToneを上げ、それを止

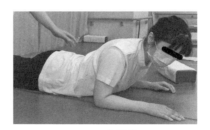
All foursから腹臥位CHOR

141

Chapter IV

めToneを下げることにより、両膝、足背部が両股関節90度以下屈曲位にて接地するAll foursへ誘導できる。

　調節したAll fours位から施術者は、被験者の両側骨盤部をReferenceし、被験者の重心を後方へ移動させToneを下げ、Referenceを側腹部へ移し、重心を戻すとToneが上がり、両手掌が接地したまま、両肘関節90度以上屈曲、両肩関節伸展、股関節、膝関節伸展位の腹臥位手掌接地位（CHOR）へ誘導できる。

⑦腹臥位手掌接地位（CHOR）から背臥位への誘導

　手掌接地位（CHOR）から、片方ずつ肘屈曲位にて上腕部を内側にMobilizeすると、Toneが下がり、止めるとToneが上がり、肘伸展、肩屈曲にて上肢を頭部方向に誘導できる。両手挙上した腹臥位からは、腹臥位から背臥位の寝返り動作のハンドリングを使い、両手挙上した腹臥位から、施術者は被験者の手部を虫様筋握りにてReferenceし、両手関節を掌屈させ、戻し、Toneを上げ、背臥位への寝返りを誘導する。

2) Squattingからの立ち上がり

①Squattingからの立ち上がりとStop standingの誘導

　TACO法では運動発達に沿った立ち上がりの中で、両上肢挙上位のCrook sitting（両膝立て座位：8か月）から

Squat position（しゃがみ込み位：9か月）となり、Tracking position（ゼロポジション追随肢位：10か月）Bipedal standing（二足立位：11か月）に誘導する。

実技の開始

背臥位から長座位への起き上がりの運動誘導を実施する。両側下肢をCrook sittingにする。

ここで、施術者のポジションを確保するためBottom walkを実施する。

②Bottom walk

TAKO法では、Squattingからの立ち上がりにおいてBottom walk（お尻歩き）を骨盤帯の調整という意味から、Facilitationとして重要視している。

Plantigradeと同様、Bottom walkも人間特有の動作であり、前頭前皮質を活性化する動作であると推測している。

前方移動

長座位から両下肢をLiftingし、Crook sittingへ誘導する。

次に被験者の両上肢を両側に置く（CHOR位）。前方移動では、被験者の両側臀部を虫様筋握りにてReferenceし、片方の骨盤部を高く挙上し、Toneを下げ、戻してToneを上げ、重さを軽くして、前方へ骨盤部を誘導する。次に

反対側の骨盤部へ同様の手順で、前方へ誘導する。この手順を繰り返すことによって、前方方向へBottom walkができる。

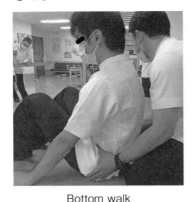
Bottom walk

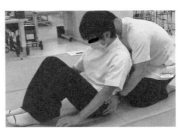
後方・側方　Bottom walking

後方移動

後方移動では、被験者の両側骨盤帯部を虫様筋握りにてReferenceし、片方の骨盤部を低く挙上し、Toneを上げ、戻してToneを下げ、可動性を上げ、後方へ骨盤部を誘導する。次に反対側の骨盤部へ同様の手順で、後方へ誘導する。この手順を繰り返して、後方へのBottom walkができる。

側方移動

側方移動では、被験者の両側骨盤帯部を虫様筋握りにてReferenceし、進行反対側の骨盤部を低く挙上し、Tone

立ち上がりの準備と Standing Stop standing Gait

を上げ、戻してToneを下げ、相反神経支配を使い、進行側骨盤部のToneを上げ、重さを軽くして、骨盤部を挙上保持しながら、進行反対側の骨盤部を挙上しつつ側方進行方向へ誘導する。この手順を繰り返して、側方へのBottom walkができる。

③Losed skill（Componentに分けた促通）による
　Crook sittingからBipedal standing、
　Stop standingからCrook sittingの誘導

　施術者はCrook lyingの被験者に向き合って位置し、上肢をLiftingし、次に挙上した両手部に、虫様筋握りでReferenceする。両肩水平内転し、Toneを上げ、戻すと、Toneが下がり、立ち上がりの離殿時身体図式と適合し、両上肢Thrusting（突き出す）位にて両手部より引き上げ

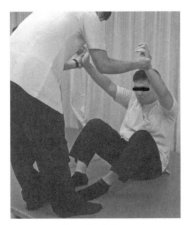

Crook sitting

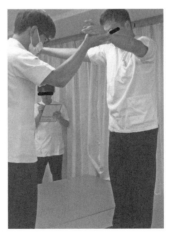

Squat standing

145

Chapter Ⅳ

ると、離殿が誘導され、足底全面接地位、足関節、体幹屈曲15度以上のSquat positionとなる。

　足底全面接地位、足関節背屈、外反位、両股関節屈曲30度以上両膝屈曲90度以上、体幹屈曲15度以上のSquat positionから、施術者は被験者の両上肢Thrustingを止め、両上肢肩90度以上屈曲させる。Toneが上がり、両膝伸展、体幹、両股関節伸展の立ち上がり伸展期が誘導され、足底全面接地位、足関節背屈、両股関節屈曲30度以内、両膝屈曲90度以内、体幹屈曲15度以内のTracking positionとなる。

　Tracking positionから、両上肢Thrustingし、両肩を水平外転に広げと、Toneが下がり、両膝伸展しBipedal standing位へ誘導できる。

④Closed skillによるBipedal standingから臀部が接地するStop standing

　施術者はBipedal standingの被験者に向き合って位置し、施術者はStandingしている被験者の両側上肢をLiftingし、Placingした両手部を虫様筋握りに

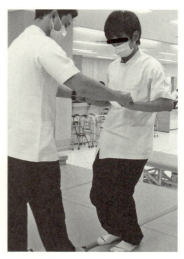

Tracking position

立ち上がりの準備とStanding Stop standing Gait

てReferenceし、両肩を90度以上屈曲、水平外転に広げと、Toneが下がり、戻すとToneが上がり足底全面接地位、足関節背屈、両股関節屈曲30度以内、両膝屈曲90度以内、体幹屈曲15度以内のTracking positionとなる。

　次に両肩水平内転し、Toneを上げ、元に戻し下方へ両手を誘導することにより、Toneを下げ、両膝屈曲、体幹屈曲、両股関節屈曲の立ち上がり屈曲期が誘導され、足底全面接地位、足関節背屈、外反位、両股関節屈曲30度以上、両膝屈曲90度以上、体幹屈曲15度以上のSquat positionになる。

　Squat positionから両肩を水平外転し、戻すとToneが上がり、被験者の臀部が床に接地する。

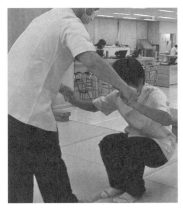

屈曲期Stop standing

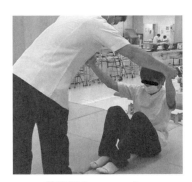

着座期Stop standing

147

Chapter Ⅳ

⑤ Automatic movement（自動運動）を誘導する

Closed skillによるCrook sittingからBipedal standing、Stop standingからCrook sittingの誘導が成功すると、小脳モデルと前頭前皮質が統合されOpen skill（連続的全体促通）によるCrook sittingからBipedal standing、Stop standingからCrook sittingへの誘導ができる。

施術者はClosed skillが成功したCrook sittingの被験者に向き合って位置し、上肢をLiftingし、次に挙上した両手部に虫様筋握りでReferenceする。両肩水平内転し、Toneを上げ、戻すとToneが下がり、手前に両手部より引くと、離殿が誘導され、Squat positionとなる。両肩90度以上屈曲挙上していくとToneが上がり、伸展期が誘発され、Tracking positionになり、Tracking positionから両上肢Thrustingし、両肩を水平外転に広げていくと、Toneが下がり、両膝伸展し、Bipedal standing位へ誘導できる。

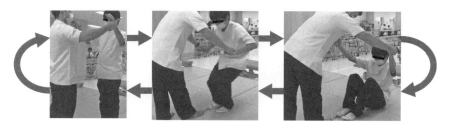

Squat movement、Automatic movement

立ち上がりの準備と Standing Stop standing Gait

続いて、施術者は、Bipedal standingから両上肢Thrusting、両肩水平外転位から、両肩水平内転しToneを上げ、Tracking positionとなる。そのまま、両手を下方へ誘導することによって、Toneを下げると、屈曲期が誘発され、Squat positionとなる。

Squat positionから両肩屈曲90度以上に戻すとToneが上がり、被験者の臀部が床に接地する。

このOpen skillでの誘導を繰り返すことにより、Automatic movementが発生し、前頭前皮質の活性化に役立つ働きかけができる。

3) Kneeling（膝立ち）からの立ち上がりと Stop standing

①背臥位からAll foursへの誘導

背臥位から長座位、両側下肢をCrook sittingにする。施術者は、被験者の背後からBottom walkによって、Positionを確保し、次に施術者は膝立ち位となり、両上肢を背後からLiftingし、両手部を虫様筋握りでReferenceし、両手首を背屈し戻すとToneが下がり、両手部から体幹の回旋が促通され、両側手掌を着床したSide sittingへ誘導できる。続いて骨盤部をKey pointに、進行方向と反対側にWeight shiftし、Toneを上げ、元に戻しToneを下げ、All foursへ誘導する。

Chapter IV

②All foursの Positioning

TAKO法では、Kneelingからの立ち上がりにおいてAll foursでのPositioningをFacilitationとして重要視している。Kneeling、Half kneeling、Stride standing、Tourist walk、Bipedal standingの誘導は、All foursをゼロポジションに調節して、大脳基底核、大脳辺縁系の活性化を目指し、新皮質、前頭前皮質との統合を図る必要があると推測する。

施術者は被験者のAll foursを観察し、肩90度屈曲位、股関節、膝屈曲位90度屈曲位ゼロポジションからの偏位を評価する。

まず上肢の整え方は、肩90度以上屈曲、肩水平内転位

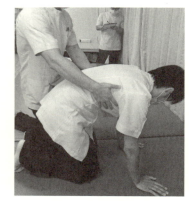
All fours kneeling

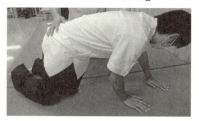
偏位したAll fours

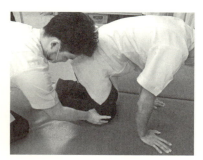
Tone調整によるAll fours

立ち上がりの準備と Standing Stop standing Gait

に偏位している場合、身体図式はToneが下がっているので、Mobilizeを使用してToneを下げ（上腕部内側にMobilize）上げると、手部と上腕肘部をReferenceし、ゼロポジションに誘導できる。

　反対に肩90度以下屈曲、肩水平外転位に偏位している場合、身体図式はToneが下がっているので、Mobilizeを使用してToneを上げ（上腕部外側にMobilize）下げると、手部と上腕肘部をReferenceし、ゼロポジションに誘導できる。

　下肢の整え方は、股関節20度以上外転、30度以下屈曲、膝関節90度以下屈曲に偏位している場合、身体図式はToneが下がっているので、Patternを使用してToneを上げてから（膝90度以上屈曲）下げると、足部と下腿膝部をReferenceし、ゼロポジションに誘導できる。

　反対に股関節−20度以上内転、90度以上屈曲、膝関節90度以上屈曲に偏位している場合、身体図式はToneが上がっているので、Patternを使用してToneを下げ（膝90度以上屈曲し下げ、Digitigradeにする）、Digitigradeを止め上げると、足部と下腿膝部をReferenceし、ゼロポジションに誘導できる。

③Crossing balance（交差性体幹バランス）

　TACO法では、PositioningしたAll foursは大脳基底核、大脳辺縁系が司る肢位であり、Core mobility（体幹の可

Chapter IV

動性）が働くと推測している。しかし、Kneeling、Half kneeling、Stride standing、Tourist walk、Bipedal standing

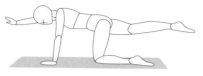
Crossing balance

のためには、新皮質、前庭前皮質との統合が必要であり、Core stability（体幹の安定性）、Core control（体幹の活動性）が働くことが不可欠である。

　Crossing balanceはCore controlをFacilitationする手技であり、人間の特有動作であり、前頭前皮質を活性化すると推測している。

上肢を挙上（Core stability）

　PositioningしたAll foursから、片側上肢を頭側へ150度以上前方挙上するとToneが

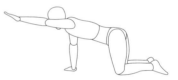
上肢挙上All fours

上がる身体図式となる。反対側上肢は、手掌を床に接地し、ThrustingするためToneが下がる身体図式となる。Facilitationは前方挙上する上腕部を内側にMobilizeするとToneが上がり、150度以上前方挙上する。反対側は相反神経支配によりToneが下がり、肘伸展位のCHOR位となり、両下腿部とともに身体を支える。

上肢を下ろし、肘伸展位のCHOR位に戻す
(Core mobility)

片側上肢を頭側へ150度以上前方挙上から肘伸展位のCHOR位に戻すと、Toneが下がる身体図式となる。Facilitationは、上腕部を外側にMobilizeすると、Toneが上がって下がるため、上肢は下りて肘伸展位のCHOR位に戻る。

下肢を後方へ挙上（Core stability）

PositioningしたAll foursから、片側下肢を尾側へ−30度以上後伸展（後方挙上）するとToneが下がる身体図式となる。反対側下肢は、下腿膝部を床に

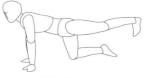

下肢挙上All fours

接地し、Weight shiftするためToneが上がる身体図式となる。Facilitationは、後方挙上する膝を90度以上屈曲するとToneが上がり、戻すとToneが下がり、−30度以上後伸展（後方挙上）する。反対側は相反神経支配によりToneが上がり、下腿部にWeight shiftしやすくなる。

下肢を下ろし膝90度屈曲位の下腿膝部接地位に戻す
(Core mobility)

片側下肢尾側−30度以上後伸展（後方挙上）から膝90度屈曲位の下腿膝部接地位に戻すと、Toneが上がる身体

Chapter Ⅳ

図式となる。Facilitation は、Pattern を使用して股関節を伸展し Tone を下げ、30度屈曲まで戻すと Tone が上がり、下肢は下りて膝90度屈曲位の下腿膝部接地位に戻る。

上肢、下肢交差性挙上 Crossing balance（Core stability、Core control）

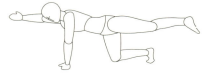

対角上下肢挙上

Positioning した All fours から、片側上肢を頭側へ150度以上前方挙上すると Tone が上がる身体図式となる。反対側下肢は、相反神経支配により Tone が下がる身体図式になるため、尾側へ－30度以上伸展（後方挙上）しやすくなり、上肢、下肢交差性挙上位がつくられる。Facilitation は前方挙上する上腕部を内側に Mobilize するだけで、上肢が前方挙上し、反対側の下肢が後方挙上する Crossing balance がつくられる。

上肢、下肢交差性挙上 Crossing balance から All fours へ戻す（Core stability、Core mobility）

片側上肢を頭側へ150度以上前方挙上から肘伸展位の CHOR 位に戻すと、Tone が下がる身体図式となる。反対側の下肢が後方挙上位から膝90度屈曲位の下腿膝部接地位に戻すと、Tone が上がる身体図式となる。Facilitation は、上腕部を外側に Mobilize すると、Tone が上がって下

がるため、上肢は下りて肘伸展位のCHOR位に戻り、反対側の下肢はToneが上がるため、下肢は膝90度屈曲位の下腿膝部接地位となり、All foursに戻ることができる。

上肢、下肢片側性挙上 Balance
(Core stability、Core control)

PositioningしたAll foursから、片側上肢を頭側へ150度以上前方挙上するとToneが上がる身体図式となる。同側の下肢を、尾側

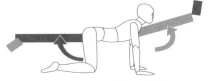

偶力による同側上下肢挙上

へ－30度以上伸展（後方挙上）するためには、偶力を使い、同側下肢がToneを下げる身体図式にならなくてはならない。Facilitationは前方挙上する上腕部を内側にMobilizeして、Toneを上げ、頭側へ150度以上前方挙上する。次に、同側下肢の後方挙上する膝を90度以上屈曲するとToneが上がり、戻すとToneが下がり、－30度以上後伸展（後方挙上）する。反対側は相反神経支配により、Toneが上がり、下腿部にWeight shiftしやすくなる。こうして、偶力による上肢、下肢片側性挙上バランス位がつくられる。

上肢、下肢片側性挙上Balance位からAll foursへ戻す
(Core stability、Core mobility)

片側上肢を頭側へ150度以上前方挙上から肘伸展位の

Chapter Ⅳ

CHOR位に戻すと、Toneが下がる身体図式となる。同側下肢後方伸展から膝90度屈曲位の下腿膝部接地位に戻すと、Toneが上がる身体図式となる。Facilitationは、上腕部を外側にMobilizeすると、Toneが上がって下がるため、上肢は下りて肘伸展位のCHOR位に戻る。するとゼロポジションとなり、同側はToneが上がるため、下肢が膝90度屈曲位の下腿膝部接地位に戻ることができる。

④All foursからKneelingへ誘導する

調節したAll foursの両足をDigitigradeする。Facilitationは、片側の下腿をKey pointに膝屈曲90度以上挙上し、下ろすと、Toneが下がりDigitigradeにすることができる。これを両側実施しToneを上げる。施術者は、両足Digitigradeを保持したまま、骨盤部をReferenceし、尾側へWeight shiftし、Referenceを側腹部かCKP部へ移し、ゼロポジションに戻し、Toneを上げ、体幹を引き上げて両股関節伸展、体幹屈曲、膝関節伸展してKneelingへ誘導する。

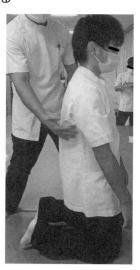

Kneeling

⑤ Kneeling から Half kneeling へ誘導する

施術者は、被験者のKneeling側面に位置し、足部をReferenceし、両側Digitigradeの片側Digitigradeを止めToneを下げ、膝関節90度以上屈曲しToneを上げ、間隙から施術者のもう片方の手掌で、下腿前面膝部をReferenceし、足部とともに前方へ移動し、足底接地のHalf kneelingへ誘導する。

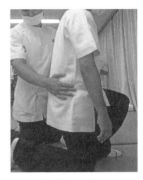

Half kneeling

⑥ Half kneeling から Stride standing position へ誘導する

後方の足部Digitigradeを保持したまま、Half kneelingのPositioningを実施し、Strideの距離を短くする。Facilitationは、足底接地、膝屈曲90度、股関節屈曲90度の立ち膝位から大腿前面と下腿後面アキレス腱部をReferenceし、後方へWeight shiftし、戻しToneを上げ、膝屈曲90度以下に足部を後方に移動する。

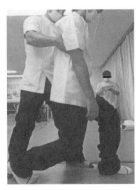

Stride standing

PositioningしたHalf kneelingから、施術者は骨盤部を

Chapter Ⅳ

Referenceし、後方へWeight shiftしToneを下げ、側腹、腰部かCKPにReferenceを移し、前方に戻しつつToneを上げ、体幹を引き上げ、両股関節伸展、体幹屈曲、両膝関節伸展して両側PlantigradeのStride positionへ誘導する。

⑦Stride standing positionからBipedal standingへの誘導

　TACO法では、Bipedal standingのPostural setのため、Tourist walk（旅人歩き）という手技を使う。Stride standing positionにて後方の足を前方に移動する時には、施術者は、足部と下腿後面アキレス腱部をReferenceし、踵をわずかに挙上し、下ろすとToneが上がり、前方にStepが誘導される。反

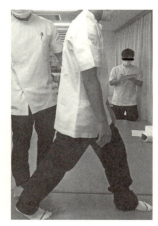

Stride position

対に、Stride standing positionにて前方の足を後方に移動する時には、施術者は、足部と下腿後面アキレス腱部をReferenceし、踵をわずかに挙上し、下ろすとToneが下がり、Stepが後方に誘導される。

立ち上がりの準備とStanding Stop standing Gait

⑧Bipedal standingから、Stride standing positionへの誘導

既述の通りTACO法では、Bipedal standingからStride standing positionのため、Tourist walk手技を使う。Bipedal standingにて片方の足を前方に移動する時には、施術者は、足部と下腿後面アキレス腱部をReferenceし、踵をわずかに挙上し、それを下ろすとToneが上がり、前方にStepが誘導される。反対にBipedal standingにて片側の足を後方に移動する時には、施術者は足部と下腿後面アキレス腱部をReferenceし、踵を大きく挙上し、下ろすとToneが下がり、後方にStepが誘導される。

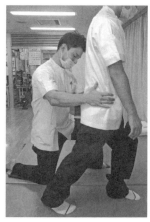
Stop standing

⑨Stride standing positionからHalf kneelingへの誘導

PositioningしたStride standing positionから、施術者は側腹、腰部かCKPをReference

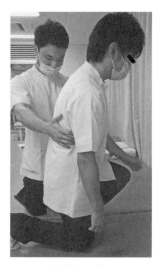
Half kneeling

159

Chapter Ⅳ

し、前方へWeight shiftしToneを上げ、骨盤部にReferenceを移し、後方に戻しつつToneを下げ、体幹を引き下げ、後方股関節伸展、幹伸展、膝関節屈曲して、前方Plantigrade後方IgitigradeのHalf kneelingへ誘導する。

⑩ Half kneelingからKneelingへの誘導

施術者は、被験者の前方PlantigradeのHalf kneeling側面に位置し、被験者の背中、腰部辺りと下腿外側部をReferenceし、前方Plantigrade方向へ誘導するとToneが上がり、Referenceを被験者の腰臀部と下腿前面膝部に移し、後方に戻しながら、Toneを下げ、足部とともに後方へ移動し、足背接地のKneelingへ誘導する。

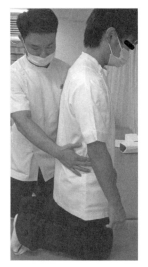
Kneeling

⑪ KneelingからAll foursへの誘導

Kneelingの両足をDigitigradeする。施術者は、両足Digitigradeを保持したまま、側腹部かCKP部をReferenceし、両肩

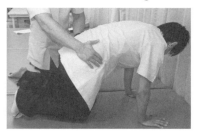
All fours

立ち上がりの準備と Standing Stop standing Gait

関節を90度以上挙上させ、前方へWeight shiftし、Reference を骨盤部へ移し、両上肢を両肩関節90度以下に降下させ、Toneを下げると、両手掌が着床しAll foursに誘導できる。

⑫ All fours から Side sitting、Crook sitting、Supine への誘導

両足背接地にしたAll foursから、骨盤部をKey pointに、進行方向にWeight shiftし、Toneを下げ、元に戻しToneを上げ、Referenceを側腹腰部かCKPに移し、両側手掌を着床したSide sittingへ誘導できる。施術者は、Side sittingしている被験者の背後から骨盤部をReferenceし、長座位方向と逆の方向にWeight shiftし、Toneを下げ、Referenceを側腹腰部かCKPに移し、元に戻しToneを上げ長座位にする。続いてActive supineの手技でSupineへ誘導する。

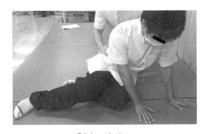
Side sitting

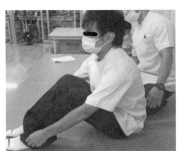
Crook sitting

Chapter IV

3 Bipedal standingからBipedal locomotion

　TACO法ではBipedal locomotion（二足歩行）は、重心移動という戦略を使った人間特有の移動手段であり、Ankle strategy、Hip strategy、Step strategyで成り立つBipedal locomotionは、一つ一つのStrategyへ働きかけることで、前頭前皮質へ働きかけると推論している。

1）側臥位からのBipedal locomotion approach（Hip strategyとStep strategyを促通するハンドリング）

　座位から背臥位へFacilitationを使って、Letting goのハンドリング手順でActive supineをつくる。活動的な背臥位にてCHORを使い、Facilitationをつないで側臥位へ誘導する。側臥位にてAnkle strategy、Hip strategy、Step strategyのFacilitation（準備）としての手技と手順を紹介する。

①股関節センサー（Ankle strategy：足関節自動背屈）
　施術者は側臥位になった被験者背部に尾側向きに位置し、被験者の上側下肢、大腿前面膝部と足底部を背屈位で

162

Referenceし、股関節伸展を評価する。

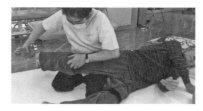
股関節センサー Keep

大腿前面大腿四頭筋部を内側にMobilizeしてToneを下げ、Toneを上げ、Referenceを大腿前面膝部へ移し、股関節内転をさせる。続いて内転を止めるとToneが下がり股関節伸展を促通することができる。

次に股関節を外転しToneを下げ、元に戻してToneを上げ、膝伸展に働きかけるとともに、足背屈を保持してToneを下げ、この肢位をKeepすると、同側で偶力が働く。

TACO法では、股関節の感度を高めるとは、立脚後期をつくること、すなわち股関節伸展と足関節背屈を促通すると推測している。

②胸郭のコントロール Pectoral control
（Hip strategy：骨盤帯の前方回旋の準備）

施術者は側臥位になった被験者背部に頭側向きに位置し、被験者の上側肩甲帯部、背側肩甲帯部と肩胸郭部をReferenceし、胸郭の前後回旋を評価する。

胸郭をJiggling（小さく揺り動かす）してTone

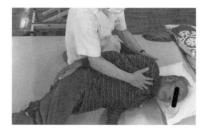
Pectoral control

163

Chapter Ⅳ

を上げてから止めてToneを下げ、Shaking（大きく揺り動かす）する。次にShakingを止めるとToneが上がり背側に大きく回旋し、呼気が止まる（Prison in：監獄に入る）。そのままKeepすると呼気が再開しToneが下がり、腹側に大きく回旋し、吸気が止まる（Prison in：監獄に入る）。そのままKeepすると吸気が再開しToneが上がり、胸郭の前後回旋がしやすくなる。

③Hip strategyの促通
　　（上側にある骨盤を前方に回旋する）

　施術者は側臥位になった被験者背部に頭側向きに位置し、被験者の上側肩甲帯部と骨盤臀部をReferenceし、骨盤帯の前方回旋を評価し、骨盤が前方に行かないことを確認する。

　次に被験者の上側上肢の中指から小指3指をMP伸展し、Toneを下げ、止めてToneを上げ、前腕を回外し、Toneを上げ、止めてToneを下げ、手首をReferenceし、前方

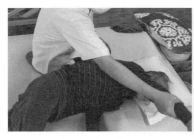
前方Thrusting

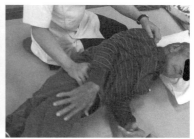
Hip strategy keep

へThrustする。次にThrustを止めるとToneが上がり、骨盤帯の前方回旋が促通される。

TACO法では、骨盤の前方回旋が促通されると、Hip strategyが促通されることとなり、肢位Keepによって、学習されBipedal locomotionが促通されると推測している。

④ Step strategyの促通
　（上側にある下肢が大きく挙上：外転する）

施術者は側臥位になった被験者背部に尾側向きに位置し、被験者の上側下肢、大腿前面膝部と足底部を背屈位でReferenceし、股関節外転を評価し、下肢が大きく外転挙上しないことを確認する。

次に施術者は側臥位になった被験者背部に頭側向きに位置し、被験者の上側上肢の中指から小指3指をMP伸展してToneを下げ、止めてToneを上げ、前腕を回内してToneを下げ、止めてToneを上げ、上腕を内側にMobilizeしToneを下げ、Toneを上げるSpatial summationの3D's planを使い、肩外転位90度手関節背屈位へ誘導し、複合運動、偶力によるPlacingを実施する。施術者の両手で虫様筋握りのReferenceをして、外方へThrustし、前腕の回外、回内を繰り返しToneの重複を図り、複合運動、偶力のさらな

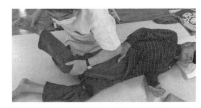

Step strategy 評価

Chapter Ⅳ

る活性化を促通する。

次にThrustを止め、施術者は側臥位になった被験者背部に尾側向きに位置し、被験者の上側下肢、大腿前面膝部と足底部を背屈位でReferenceし、股関節外転が促通され、下肢が大きく外転する。

TACO法では、股関節外転が促通されると、Toneの重複が生じ複合運動が促通され、肢位

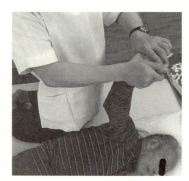

Step strategy 促通

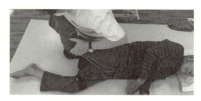

Step strategy keep

Keepによって、偶力が学習され前頭前皮質の活性化が促通されると推測している。

2）Bipedal standingからBipedal locomotionへの誘導

Bipedal standing、Bipedal locomotionは、人間特有の姿勢動作である。Bipedal locomotionは、Pattern generatorとして、身体図式に記憶されている。しかし、Bipedal locomotionを開始するためには、Bipedal standingを止めなくてはならないため、TACO法では、Strategyに働きか

立ち上がりの準備と Standing Stop standing Gait

けるだけではなく、初めの一歩の促通が重要視される。

①初めの一歩を誘導するハンドリング
　（Tourist walkの促通）

施術者は、Bipedal standingの被験者の側面に、正座位に位置する。

前方への振り出し着床（直進）

振り出し側の上肢の手部をReferenceし、片手を下腿部後面にReferenceする。施術者は、手部をJigglingし、Toneを下げ、それを止めるとToneが上がるので、Shakingができる。Shakingを止めるとToneが下がり、Jigglingができる。Jigglingを止めるとToneが上がるという3D's planを使い、Tracking positionのゼロポジションがつくられTourist walkを促通する。

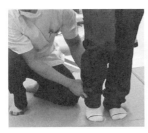

Shaking heel up

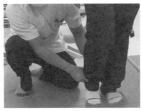

Jiggling heel up

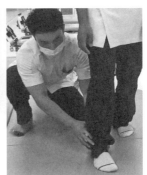

前方一歩

Chapter Ⅳ

　施術者は、足背足根部と下腿後面アキレス腱部をReferenceし、踵をわずかに挙上し、下ろすとToneが上がり、前方にStepが誘導される。

外方への振り出し着床（外側挙上）
　振り出し側の上肢の手部をReferenceし、片手を下腿部外側面にReferenceする。施術者は、手部をShakingし、Toneを上げ、止めるとToneが下がるので、Jigglingができる。Jigglingを止めるとToneが上がり、Shakingができる。Shakingを止めるとToneが下がるという3D's planを使い、Tracking positionのゼロポジションがつくられTourist walkを促通する。
　施術者は、足背足指部と下腿外側面アキレス腱部をReferenceし、踵を高く挙上し、下ろすとToneが下がり、外側方向にStepが誘導される。

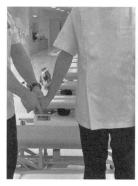
Jiggling tracking

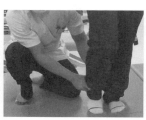
Jiggling heel up

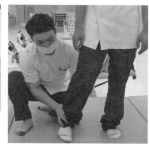
側方へ一歩

立ち上がりの準備とStanding Stop standing Gait

後方への振り出し着床（後進）

振り出し側の上肢の手部をReferenceし、片手を下腿部外側面にReferenceする。施術者は、手部をShakingし、Toneを上げ、止めるとToneが下がるので、jigglingができる。Jigglingを止めるとToneが上がり、Shakingができる。Shakingを止めるとToneが下がるという3D's planを使い、Tracking positionのゼロポジションがつくられTourist walkを促通する。

施術者は、足背足指部と下腿外側面アキレス腱部をReferenceし、踵を高く挙上し、下ろすとToneが下がり、後方にStepが誘導される。

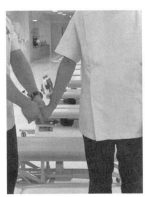
Jiggling tracking

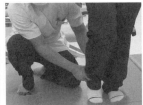
Jiggling heel up

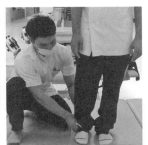
後方へ一歩

②Steppingの促通

施術者は、被験者をBipedal standingからTracking po-

Chapter Ⅳ

sitionに誘導してから、初めの一歩を誘導する。既述したように3D's planを使用した上肢のJiggling shakingによる方法や、Stop standingの際のWeight shiftを使用した方法があるが、Toneを下げて、上げるという手順を繰り返し複合運動により誘導する。

駆動側の促通

施術者は、被験者をTracking positionにし、施術者は、Tracking positionの被験者の側面に、正座位に位置する。

駆動側足部と下腿後面アキレス腱部をReferenceし、踵をわずかに挙上し、下ろすとToneが上がり、前方にStepが誘導される。反対にStride standing positionにて前方の足を後方に移動する時には、施術者は、足部と下腿後面アキレス腱部をReferenceし、踵をわずかに挙上し、下ろすとToneが下がり、後方にstepが誘導される。このTourist walkを繰り返すと駆動側の駆動性が促通する。

支持側の促通

引き続き、施術者は、被験者をTracking positionにし、施術者は、Tracking positionの被験者の側面に、正座位に位置する。

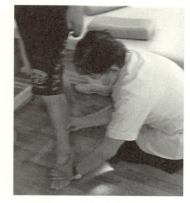

Tourist walkによるStepping

立ち上がりの準備と Standing Stop standing Gait

支持側手部を、背屈位にReferenceし、上肢をThrusting支持しToneを下げ、下腿後面膝部をReferenceし、両側足背屈曲、膝屈曲30度、股関節30度屈曲してToneを上げ重複させ、複合運動、偶力にて固定する。反対側の下肢をSteppingさせ、支持側の固定性を促通する。

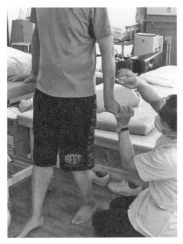

反対側Stepping

③Loading response と Pre-swing の促通

TACO法では、Steppingの手技により、初めの一歩を促通することができたが、Bipedal locomotionの誘導のためには、2歩目からのPattern generatorに結びつけるハンドリングを重要視している。

患側Loading response、健側Pre-swingの促通

施術者は、被験者をStride positionにし、施術

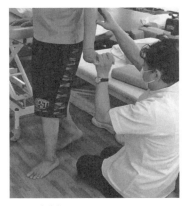

患側Loading response

Chapter Ⅳ

者は、Stride positionの被験者の側面に、正座位に位置する。

前方に位置する患側の大腿部前面部、下腿後面部をReferenceし、膝軽度屈曲位を保持し、Toneを下げてLoading response位を保持する。後方に位置する健側の踵を口頭にて指示し、挙上し膝屈曲させ、両側の大腿部が重なるように誘導

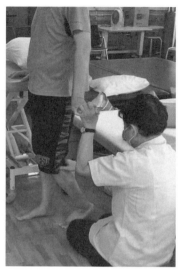
患側Pre-swing

する。3D's planにて踵挙上を繰り返し、Pre-swing位の保持を促通する。

健側Loading response、患側Pre-swingの促通

前方に位置する健側下肢の、膝軽度屈曲位を口頭にて誘導し、Toneを下げてLoading response位を保持する。後方に位置する患側の下腿後面と足背足指部をReferenceし、膝屈曲、踵を挙上し、両側の大腿部が重なるように誘導する。3D's planにて踵挙上を繰り返し、Pre-swing位の保持を促通する。

立ち上がりの準備と Standing Stop standing Gait

3) Bipedal locomotionの誘導（Referenceと Weight shiftによるTone調整）

Bipedal locomotion の誘導

Bipedal standing（二足立位）を整え、前方、後方、側方へ Bipedal locomotion（二足移動）をする。

前方誘導　Key point（キーポイント）Reference point（接触固定する場所）

CKP　両側ボイタ点上方　両側側腹部

PKP　両側大転子腸骨稜部下方

DKP　両手肩伸展20度以上

両手肩外転20度以上　臀部前方

後方誘導　Key point（キーポイント）Reference point（接触固定する場所）

CKP　両側ボイタ点下方　両側側腹部下方

PKP　両側大転子腸骨稜部

DKP　両手肩伸展20度以下

片手肩外転20度以下　臀部後方

側方誘導　Key point（キーポイント）Reference point（接触固定する場所）

CKP　両側ボイタ点下方　両側側腹部下方

PKP　両側大転子腸骨稜部

DKP　両手肩伸展20度以下

片手肩外転20度以下　臀部後方

Chapter Ⅳ

①前方移動
両臀部、側腹、腰部かCKP部
Referenceによる前方移動

　施術者は、Bipedal standing位の被験者の骨盤部にReferenceし、Toneを下げ、後方にWeight shiftする。次に側腹、腰部かCKP部にReferenceを移しToneを上げ、前上方に引き上げると、Toneが上がり、両膝軽度屈曲位のTracking positionに誘導できる。

　施術者は、Tracking positionの被験者背側に、同じく両膝軽度屈曲位Tracking position位に位置する。

　両臀部、側腹、腰部、CKP部をReferenceし保持すると、Toneが重複して前方移動の身体図式が探索できる。側面にWeight shiftし、戻すとToneが下がり、駆動側が生じる。反対側はWeight shiftが戻ると、Toneが上がり支持側が生じる。次に前方進行方向にWeight shiftしていくと、駆動側に駆動性が生じ、前方にStepが誘発される。続いて、Pattern generatorが発生し、駆動側が支持側、支持側が駆動側となり、前

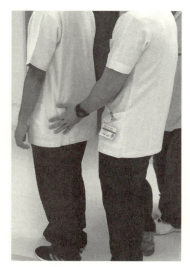

両臀部Reference

立ち上がりの準備とStanding Stop standing Gait

方への継続的重心移動が起こる。

片側上肢Referenceによる前方移動

施術者は、Tracking positionの被験者の側面に、同じく両膝軽度屈曲位Tracking position位に位置する。

施術者により手掌と肘部をReferenceし、被験者の片側上肢を親指IP伸展位、手関節背屈、Thrustingし、肩外転20度以上を保持するとToneが重複してHand shapingが形成され、前方移動の身体図式を探索できる。側面にWeight shiftし、戻すとToneが下がり、駆動側が生じる。反対側は、Weight shiftが戻るとToneが上がり支持側が生じる。次に前方進行方向にWeight shiftしていくと、駆動側に駆動性が生じ、前方にStepが誘発される。続いてPattern generatorが発生し、駆動側が支持側、支持側が

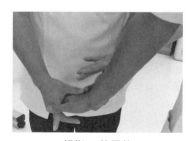

親指IP伸展位

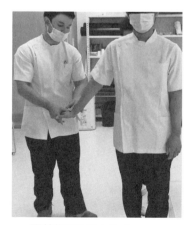

肩外転20°以上Reference

175

Chapter Ⅳ

駆動側となり、前方への継続的重心移動が起こる。

両上肢Referenceによる前方移動

施術者は、Tracking positionの被験者の背側に、同じく両膝軽度屈曲位Tracking position位に位置する。

施術者は被験者の両手掌をReferenceし、両側上肢を親指IP伸展位、手関節背屈、Thrustingし、両肩伸展20度以上に保持すると、両側Toneが重複し、Hand shapingが形成され、前方移動の身体図式を探索できる。側面にWeight shiftし、戻すとToneが下がり、駆動側が生じる。反対側は、Weight shiftが戻るとToneが上がり支持側が生じる。次に前方進行方向にWeight shiftしていくと、駆動側に駆動性が生じ、前方にStepが誘発される。続いて、Pattern generatorが発生し、駆動側が支持側、支持側が駆動側となり、前方への継続的重心移動が起こる。

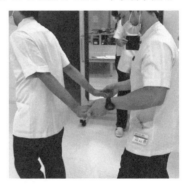

両手20°以上伸展Reference

②後方移動
骨盤部Referenceによる後方移動

施術者は、Bipedal standing位の被験者を、骨盤部に

Referenceし、Toneを下げ、後方にWeight shiftする。次に側腹、腰部、CKP部にReferenceを移しToneを上げ、前上方に引き上げ

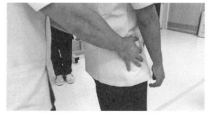

骨盤部Reference

るとToneが上がり、両膝軽度屈曲位のTracking positionに誘導できる。

　施術者は、Tracking positionの被験者背側に、同じく両膝軽度屈曲位Tracking position位に位置する。側腹、腰部かCKP部をReferenceから骨盤部にReferenceを移し保持すると、後方移動の身体図式を探索できる。側面にWeight shiftし、戻すとToneが下がり、駆動側が生じる。反対側は、Weight shiftが戻るとToneが上がり支持側が生じる。次に後方進行方向にWeight shiftしていくと、駆動側に駆動性が生じ、後方にStepが誘発される。続いてPattern generatorが発生し、駆動側が支持側、支持側が駆動側となり、後方への継続的重心移動が起こる。

片側上肢Referenceによる後方移動

　施術者は、Tracking positionの被験者の側面に、同じく両膝軽度屈曲位Tracking position位に位置する。

　施術者により手掌と肘部をReferenceし、被験者の片側上肢を親指IP伸展位、手関節背屈、Thrustingし、肩外転

Chapter Ⅳ

20度以下を保持するとToneが重複してHand shapingが形成され、後方移動の身体図式を探索できる。側面にWeight shiftし、戻すとToneが下がり、駆動側が生じる。反対側は、Weight shiftが戻るとToneが上がり支持側が生じる。次に後方進行方向にWeight shiftしていくと、駆動側に駆動性が生じ、後方にStepが誘発される。続いてPattern generatorが発生し、駆動側が支持側、支持側が駆動側となり、後方への継続的重心移動が起こる。

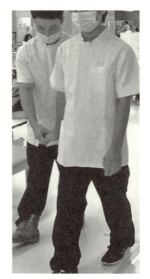

肩外転20°以下
Reference

両上肢Referenceによる後方移動

　施術者は、Tracking positionの被験者の背側に、同じく両膝軽度屈曲位Tracking position位に位置する。

　施術者は被験者の両手掌をReferenceし、両側上肢を親指IP伸展位、手関節背屈、Thrustingし、両肩伸展20度以下に保持すると、両側Toneが重複し、Hand shapingが形成され、前方移動の身体図式を探索できる。側面にWeight shiftし、戻すとToneが下がり、駆動側が生じる。反対側は、Weight shiftが戻るとToneが上がり支持側が

立ち上がりの準備と Standing Stop standing Gait

生じる。次に後方進行方向に Weight shift していくと、駆動側に駆動性が生じ、後方に Step が誘発される。続いて Pattern generator が発生し、駆動側が支持側、支持側が駆動側となり、後方への継続的重心移動が起こる。

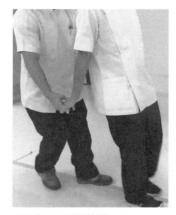

両手 20°以下伸展 Reference

③側方移動

骨盤部 Reference による側方移動

施術者は、Bipedal standing 位の被験者へ骨盤部に Reference し、Tone を下げ、後方に Weight shift する。次に側腹、腰部、KP 部に Reference を移し Tone を上げ、前上方に引き上げると Tone が上がり、両膝軽度屈曲位の Tracking position に誘導できる。

施術者は、Tracking position の被験者背側に、同じく両膝軽度屈曲位 Tracking position 位に位置する。

側腹、腰部、CKP 部から骨盤部に Reference を移し保持すると、側方移動の身体図式が探索できる。側面に Weight shift し、戻すと Tone が下がり、駆動側が生じる。反対側は、Weight shift が戻ると Tone が上がり支持側が生じる。次に側方進行方向に Weight shift していくと、駆動側に支持性が生じ、支持側に駆動性が生じ、内側に

Chapter Ⅳ

Stepが誘発される。続いて Pattern generatorが発生し、支持側が駆動側、駆動側が支持側となり、側方への継続的重心移動が起こる。

片側上肢Referenceによる側方移動

施術者は、Tracking positionの被験者の側面に、同じく両膝軽度屈曲位Tracking position位に位置する。

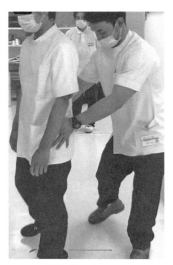

骨盤部Reference

施術者により手掌と肘部をReferenceし、被験者の片側上肢を親指IP伸展位、手関節背屈、Thrustingし、肩外転20度以下を保持するとToneが重複し、Hand shapingが形成され、側方移動の身体図式を探索できる。側面にWeight shiftし、戻すとToneが下がり、駆動側が生じる。反対側は、Weight shiftが戻るとToneが上がり支持側が生じる。次に側方進行方向にWeight shiftしていくと、駆動側に支持性が生じ、支

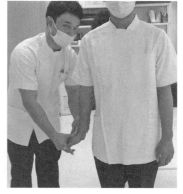

肩外転20°以下Reference

持側に駆動性が生じ、内側にStepが誘発される。続いてPattern generatorが発生し、支持側が駆動側、駆動側が支持側となり、側方への継続的重心移動が起こる。

両上肢Referenceによる側方移動

施術者は、Tracking positionの被験者の背側に、同じく両膝軽度屈曲位Tracking position位に位置する。

施術者は被験者の両手掌をReferenceし、両側上肢を親指IP伸展位、手関節背屈、Thrustingし、両肩伸展20度以下に保持すると、両側Toneが重複し、Hand shapingが形成され、前方移動の身体図式を探索できる。側面にWeight shiftし、戻すとToneが下がり、駆動側が生じる。反対側は、Weight shiftが戻るとToneが上がり支持側が生じる。次に側方進行方向にWeight shiftしていくと、駆動側に支持性が生じ、支持側に駆動性が生じ、内側にStepが誘発される。続いて、Pattern generatorが発生し、支持側が駆動側、駆動側が支持側となり、側方への継続的重心移動が起こる。

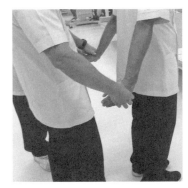

両手20°以下伸展Reference

Chapter IV

④Bipedal locomotionとChallenge oriented

　TACO法では、Bipedal locomotion（12か月）を、手の自由度が増し、手を使用するための運動発達段階として、DKPの肩関節のパターンによるTone調節することを重要視している。

　前方移動は、肩のパターンでToneが上がる身体図式であり、後方移動と側方移動は、肩のパターンでToneが下がる身体図式と適応し、Bipedal locomotionを促通することにより、前頭前皮質の活性化が図られると推測している。

Chapter V

8つのTIPs（裏技）の
名詞化とTACO法各論

Chapter V

8つのTIPsの名詞化

TACO法においては、TIPsは裏技という意味で使用しているが、他にTone Influence Patternsの略として、TIPsを使うこともある。Toneに影響する肢位、姿勢、動作という意味である。

これから紹介するTIPsは、Toneを調節して、治療する裏技であるが、38年間の臨床で使われて来て、筆者が今も使用し、TACO法として広めたいと思っているものである。

1) ペクトラルコントロール
Pectoral control with locked in prison

TACO法では、最も初期から実施しているTIPs手技の一つである。

様々なPositionによって胸郭のコントロールを実施でき、様々な効果が期待できる。長年の臨床経験の中で、胸椎に働きかけ、回旋のMobilityを促通させ、呼吸のModalityを変え(Breathing system)、骨盤帯の前方回旋の準備、

Bimodal locomotion の Facilitation として、複合運動を誘導することにより、前頭前皮質を活性化すると推測できる。

① Standing approach

施術者は Tracking position 立位になった被験者側面に位置し、被験者の上側肩甲帯部、背側肩甲帯部と肩胸郭部を Reference し、胸郭の前後回旋を評価する。

胸郭を Jiggling（小さく揺り動かす）して Tone を上げてから、止めて Tone を下げ、Shaking（大きく揺り動かす）する。次に Shaking を止めると、Tone が上がり背側に大きく回旋し、呼気が止まる（Prison in：監獄に入る）。そのまま Keep すると呼気が再開し Tone が下がり、腹側に大きく回旋し、吸気が止まる（Prison in）。そのまま Keep すると吸気が再開し Tone が上がる。

検証にて胸郭の前後回旋 Jiggling がしやすくなることを

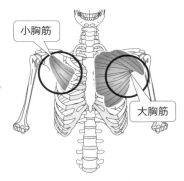

Pectoral muscle

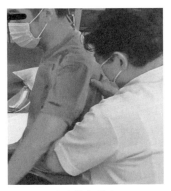

大胸筋起始部
棘下筋部 Reference

Chapter V

確認する。

② Sitting approach

施術者は活動的な座位になった被験者側部に位置し、被験者の上側肩甲帯部、背側肩甲帯部と肩胸郭部をReferenceし、胸郭の前後回旋を評価する。

胸郭をJigglingしてToneを上げ、止めてToneを下げ、Shakingする。次にShakingを止めるとToneが上がり背側に大きく回旋し、呼気が止まる（Prison in）。そのままKeepすると呼気が再開しToneが下がり、腹側に大きく回旋し、吸気が止まる（Prison in）。そのままKeepすると吸気が再開しToneが上がる。

検証にて胸郭の前後回旋Jigglingがしやすくなることを確認する。

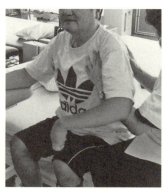
Pectoral control （座位）

③ Sidelying approach

施術者は活動的になった側臥位背面、被験者頭部方向に位置し、被験者の上側肩甲帯部、背側肩甲帯部と肩胸郭部をReferenceし、胸郭の前後回旋を評価する。

胸郭をJigglingしてToneを上げてから、止めてToneを

下げ、Shakingする。次にShakingを止めるとToneが上がり背側に大きく回旋し、呼気が止まる（Prison in）。そのままKeepすると呼気が再

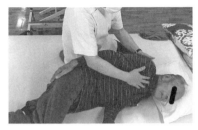
Pectoral control（側臥位）

開しToneが下がり、腹側に大きく回旋し、吸気が止まる（Prison in）。そのままKeepすると吸気が再開しToneが上がる。

　検証にて胸郭の前後回旋がしやすくなったことを確認する。

2）ボディオリエンテーション
Trunk shaking and Body orientation

　ボバース基礎講習（ベーシックコース）の際、ふとしたことをきっかけとして、TACO法として、ロダンの彫刻「考える人」からヒントを得た手技が、Thinking therapy、Body orientationである。まさに、筆者が長年臨床経験を積み重ねてきた中で、最も長く活用しているTIPs手技

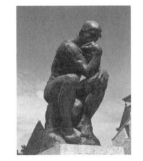
対側のQuadに肘を置く（実際には苦しい）

Chapter V

の一つである。

　肩甲帯のコントロールを、一瞬の手技、手順で変えることにより、様々な効果が期待できる。これまでの臨床経験の中で、Standing up、Stop standing、Bimodal locomotionのFacilitationとして、複合運動を誘導することにより、前頭前皮質を活性化できると推測している。

①Body orientation technic

　施術者は様々なFacilitationをつないでPostural setを実施し、被験者の肩甲骨、骨盤の高さ、傾きを前額面、矢状面で調整する。肩甲帯が前額面、矢状面で調整された座位の被験者背面に位置する。

②胸郭回旋Retraction（引き込み）の評価

　施術者は活動的な座位になった被験者側部に位置し、どちらの肩甲帯がRetractionしているのか、施術者の両方の手掌でReferenceし確認する。

③肘頭部を同側大腿四頭筋部へReferenceさせる
　Quad stimulus

　後方にRetractionした肩甲帯側の肘頭部を自身の大腿四頭筋部にReference（接触）させる（四頭筋上に置いた枕などへの間接的な接触でも可）。

8つのTIPs（裏技）の名詞化とTACO法各論

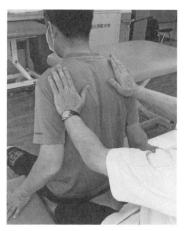

胸郭回旋Retraction 評価

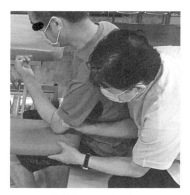

肘頭Quad stimulus

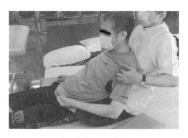

Active supine

④後方へLetting go によるActive supine をつくる

次に後方へ、Active supineにて誘導し、施術者にCrook lyingにてもたれかかるようにする。被験者の両肩胸郭部をReferenceし、Toneを上げ、体幹を前額面でJigglingしてToneを上げ、止めてToneを下げ、Shakingする。

次にShakingを止めると、Toneが上がり腹筋を使って端座位に戻ることができる。

検証にて被験者の両肩甲帯部を見て、触って、動かし、水平面で後方Retractionが調整されているのが評価できる。

189

Chapter V

TACO法では、この刺激は、前頭前皮質を活性化し、行動調整機能が発生し、体幹の活動性Core activityに働きかけられる。特に臨床体験から大腿四頭筋への影響が大きくDKP（膝）の痛みの緩解に効能があると推測できる。

3）ウォッシングラインWashing line（物干綱）

TACO法では、迷走神経の支配を受けない唯一の場所として骨盤帯に注目している。

①交感神経はToneを上げる、副交感神経はToneを下げる

交感神経はToneを上げる。副交感神経はToneを下げるというコンセプトから、骨盤帯の運動は、Toneを上げていく最適の手技であり、Core control（体幹の活性化）の促通において重要視される。

長年の臨床経験で、このWashing lineのハンドリング手技が、背臥位のPostural setに大きく影響し、Right in the middle（体幹の正中位指向と活性化）を獲得し、個別リハビリ治療の中でのFacilitationとして様々な展開につなげていけると推測している。

②具体的実技

具体的実技では、Washing line、Jiggling、Shakingにて、

骨盤帯への働きかけがWashing lineの根幹となっている。

施術者は、被験者の両側CHORを保持した背臥位で、LiftingにてHooking lyingへ誘導する。次に施術者は、被験者の下肢部側方に位置し、Hooking lyingから片足ずつFacilitationをつな

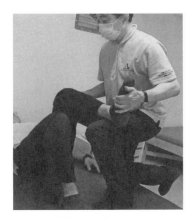

Lifting on the knee

いで、被験者はHalf kneelingの肢位になりながら、Parking functionのゼロポジションに誘導する。

③Parking functionのゼロポジション

ここで施術者は、前方の膝を立てた大腿四頭筋上に、被験者の下腿後面アキレス腱部とふくらはぎ部を乗せ、大腿四頭筋部と足底を把持する。

Referenceとして大腿四頭筋が重要になるのは、筆者がQuad stimulus（大腿四頭筋が前頭前皮質と関係している）というコンセプ

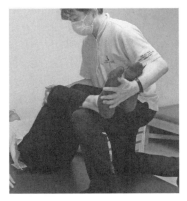

Lifting on the knees

Chapter V

トを臨床の中で考えているからである。

　Washing lineにて骨盤の回旋を水平面で実施し、どちらに行きやすいか、行きにくいかを評価する。

　両股関節90度以上屈曲にてShakingしてToneを下げ、それを止めるとToneが上がり、股関節90度以下屈曲にてJigglingが誘導される。

　再びParking functionの姿勢で骨盤の回旋を評価すると、水平面でどちらにも行きやすくなっていること（Core controlの促通）が検証できる。

④ Washing lineとJiggling、Shaking

　両股関節を屈曲、伸展の運動誘導しながら、Jiggling、Shakingを選択的に使用していくというこのハンドリングは、両膝関節の90度位からの屈曲、伸展の運動誘導でもあり、「両膝関節の90度位からの屈曲はToneが下がり、伸展はToneが上がる」というDKP両側パターンを使い、Jiggling、Shakingを選択的に使用していくハンドリングである。

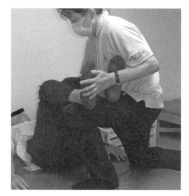

両股関節90°以上屈曲

Jiggling、Shaking の選択的使用

Jiggling：小さく振る
　　　　　上肢 Tone ↓　　体幹、下肢 Tone ↑
Shaking：大きく振る
　　　　　上肢 Tone ↑　　体幹、下肢 Tone ↓

⑤ Tone 発声の Modality の変化

TACO法では、特に言語聴覚療法のTIPsとして特に推奨される。

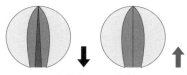

声帯とTone調節

Washing line 手技が、骨盤を Jiggling、Shaking することが根幹となっているからである。

骨盤を動かすことは、Tone（音色）を高めることになり、Quad stimulus のコンセプトから、発話が促進されると推測している。

施術者は、被験者の両側CHORを保持した背臥位で、発声の Modality（様式、様相）を評価する。TACO法では、Modalityを心的表出ととらえ、発声してもらい、声の出やすさ、音色を評価する。

LiftingにてHooking lyingへ誘導する。次に施術者は、被験者の下肢部側方に位置し、Hooking lyingから片足ず

Chapter V

つFacilitationをつないで、被験者はHalf kneelingの肢位になりながら、Parking functionのゼロポジションに誘導する。

ここで、施術者は、前方の膝を立てた大腿四頭筋上に、被験者の下腿後面アキレス腱部とふくらはぎ部を乗せ、大腿四頭筋部と足底を把持する。

Parking function位にて骨盤の回旋を水平面で実施し、どちらに行きやすいか、行きにくいかを評価する。

股関節90度以上屈曲（膝関節90度以上屈曲）にてShakingしてToneを下げ、それを止めると、Toneが上がり、股関節90度以下屈曲（膝関節90度以下屈曲）にてJigglingが誘導されToneが上がる。

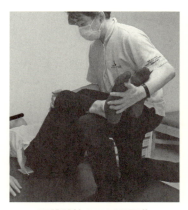

両股関節90°以下屈曲

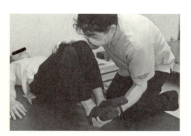

Down the hooking lying

再びParking functionの姿勢に戻し、骨盤の回旋を評価し、水平面でどちらにも行きやすくなっていることを確認する。

股関節90度以下屈曲へ誘導し、Parking functionへ戻し、Hooking lying、Supineへ誘導する。

ここで被験者に発声してもらい、Toneを評価し、Modalityの変化を確認する。

4) ボバースショルダー Bobath shoulder

TIPsの名詞化として、手技の命名において独自の発想から、Bobath shoulderは生まれている。片麻痺の評価と治療第2版の痙性を乖離するいわゆるBobath体操と呼ばれるものの中の一つの図からヒントを得ている。

① Pectoral controlのFacilitation（準備）としての手技と手順

被験者の上肢を肩屈曲内転の組み合わせで、反対側の肩へ誘導し、把持させる。さらにその肢位を保持しながら、肘を挙上したり下降させたりする。駆動側では、Toneの

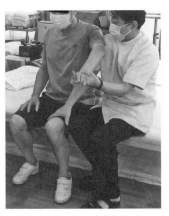

Quad stimulus患側Placing

Chapter V

上げ下げが起こり、肩を把持している反対側では、相反神経支配により逆のToneの上げ下げが起こり、そのToneの重複、複合運動により前頭前皮質の活性化へ働きかけると推論する。

②Mobilityの評価と対側の肩把持

施術者は、被験者患側に位置し、患側胸郭を、大胸筋起始部と棘下筋部を保持して、前後に動かし、Mobilityを評価する。次に、施術者は被験者の正面から、健側上肢をPlacingさせ、肩を外転しToneを上げ、戻すとToneが下がり肩水平内転に誘導する。そこで前腕回内しToneを下げ、戻すとToneが上がり肘屈曲となり、対側の肩を把持することができる。

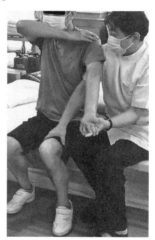

対側肩把持
健側肘挙上

③Verbalにて「上」「下」「真ん中」と指示する

続いて施術者は、被験者患側に位置し、被験者の上肢を90度以下屈曲位で保持する。もう片方の手掌でQuad stimulusし、患側の肩を把持した健側上肢を、Verbal（口頭）にて「上」と指示し肘を上に挙げさせると、健側の

8つのTIPs（裏技）の名詞化とTACO法各論

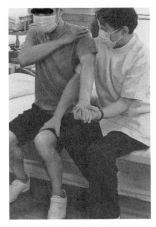
健側肘下降

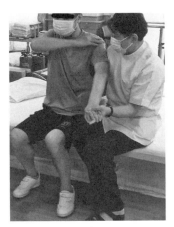
健側肘戻す

Toneは上がり、患側のToneは下がる。

　次にVerbalにて「下」と指示し肘を下げさせると、健側のToneは下がり、患側のToneは上がる。

　最後に「真ん中」と指示し肘を中央に戻し保持させると、健側のToneは上がり、患側のToneは下がる。再び施術者は、被験者の患側胸郭を、大胸筋起始部と棘下筋部を保持して、前後に動かし、Mobilityを評価すると、Core mobilityが生じたことを感じることができる。

　TACO法では、このBobath shoulderを実施することにより、患側のMobilityを促通すると推測し、Pectoral controlのFacilitationとして必ず臨床で使用することを推奨している。

Chapter V

5) ツーリストウォーク
Tourist walk with jiggling shaking

　Bipedal standing、Bipedal locomotionは、人間特有の姿勢動作である。Bipedal locomotionはPattern generaterとして、身体図式に記憶されている。しかし、Bipedal locomotionを開始するためには、Bipedal standingを止めなくてはならないため、TACO法では、Strategyに働きかけるだけではなく、初めの一歩の促通が重要視される。

①ツーリストウォークの命名
　赤ちゃんが、生まれて初めて一歩を出す時、踵を上げ、つま先から接地し、踵を接地する。運動発達から不確帯（Zona incerta）の働きとされる。ツーリストウォークの命名は、旅人が未開地を歩く時、踵を上げ、つま先から接地し、踵を着ける歩き方のイメージからである。

②初めの一歩を誘導するハンドリング
　施術者は、Bipedal standingの被験者の側面に、正座位に位置する。

前方への振り出し着床（直進）
　振り出し側の上肢の手部をReferenceし、片手を下腿部

198

8つのTIPs（裏技）の名詞化とTACO法各論

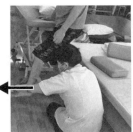
前方Swing

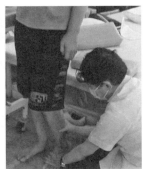
Heel up 低い

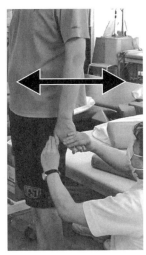
Shaking

外側面にReferenceする。施術者は、手部をShakingし、Toneを上げ、止めるとToneが下がるので、Jigglingができる。Jigglingを止めるとToneが上がり、Shakingができる。Shakingを止めるとToneが下がるという3D's planを使い、Tracking positionのゼロポジションがつくられTourist walkを促通する。

施術者は、足背足根部と下腿後面アキレス腱部をReferenceし、踵をわずかに挙上し、下ろすとToneが上がり、前方にStepが誘導される。

外方への振り出し着床（外側挙上）

振り出し側の上肢の手部をReferenceし、片手を下腿部

Chapter V

後面にReferenceする。施術者は、手部をJigglingし、Toneを下げてから、止めるとToneが上がるので、Shakingができる。Shakingを止めるとToneが下がり、Jigglingができる。Jigglingを止めるとToneが上がるという3D's planを使い、Tracking positionのゼロポジションがつくられTourist walkを促通する。

施術者は、足背足指部と下腿外側面アキレス腱部をReferenceし、踵を高く挙上し、下ろすとToneが下がり、外側方向にStepが誘導される。

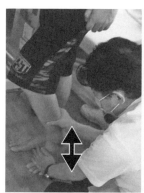

Heel up 高い

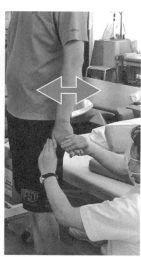

Jiggling

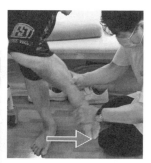

側方Swing

後方への振り出し着床（後進）

振り出し側の上肢の手部をReferenceし、片手を下腿部外側面にReferenceする。施術者は、手部をShakingし、Toneを上げ、止めるとToneが下がるので、Jigglingができる。Jigglingを止めるとToneが上がり、Shakingができる。

Shakingを止めるとToneが下がるという3D's planを使い、Tracking positionのゼロポジションがつくられ、Tourist walkを促通する。

施術者は、足背足指部と下腿外側面アキレス腱部をReferenceし、踵を高く挙上し、下ろすとToneが下がり、後方にStepが誘導される。

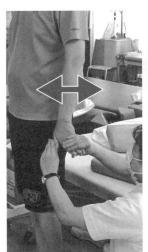

Jiggling

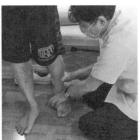

後方Swing

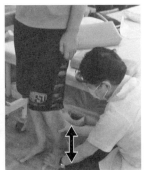

Heel up高い

Chapter V

6) テンションバックポイント
Tension back point fist pushing

①脊柱関節のMobilizeと副運動の促通効果

　TACO法では、副運動（Accessory movement）を人間特有の運動として着目する。指の関節、脊柱の関節が代表的であるが、脊柱関節のMobilizeが促通されることが、全身の副運動につながり、人間特有の言葉の使用、人間特有の指の巧緻性、人間特有のバランス反応につながると推測している。

　既述したように、座位でのQuad stimulus、共通感覚を利用したPostural set、Active supine、Scapula set、Thrusting、ルリアの3徴候をつないで、より活動的な座位をつくることができる。

　活動的な座位において、PT、OT、STがそれぞれ、専門性の中でより高いレベルの環境適応へ治療を進めるためには、副運動を促通することが求められる。

②評価と介入誘導

　施術者は被験者のSLS（片足立ち）の評価をして、バランスの悪い方をToneが低いとして治療対象とする。治療は、あくまでも陽性徴候の場合には、健側から誘導し、陰性徴候の場合は患側から介入する。Tonus（筋緊張）の左右差

202

8つのTIPs（裏技）の名詞化とTACO法各論

がわからない時はToneにて低い方から介入誘導していく。

Mirror positionの作成

施術者は正座位を取り、被験者の両側CHORの活動的座位の背後から、陰性徴候側の親指、人差し指を伸展するHand shaping（L hand）をつくる。それを止めるとToneが下がり、後方へ肩内旋、前腕回内にてThrustingして手背から接地する。次に健側の親指、人差し指を伸展するHand shaping（L hand）をつくる。その側方を止めるとToneが下がり、後方へ肩内旋、前腕回内にてThrustingして手背から接地する。こうして両側上肢後方手背接地位のMirror positionがつくられる

施術者は被験者のMirror positionから、両側の小指から親指までを曲げさせ、Digitization（指の巧緻性）を評価する。

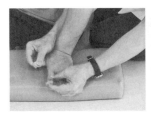

L hand

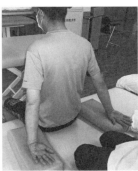

Mirror position

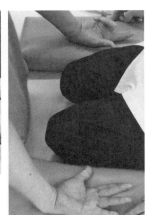

Digitization

Chapter V

Behind hand positionの作成

陰性徴候側の親指と人差し指でリングをつくるチンムードラのHand shaping、Pinching handをつくる。それを止めるとToneが上がり、後方に肩外旋、前腕外旋、CHOR位に誘導できる。次に陽性徴候側の親指と人差し指でリングをつくるチンムードラのHand shaping、Pinching handをつくる。それを止めるとToneが上がり、後方に肩外旋、前腕外旋、CHOR位に誘導する。両側上肢のBehind hand positionに誘導できる。

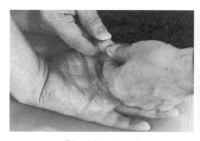

Pinching hand

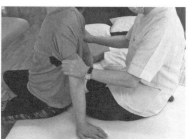

Behind hand position

Tension back pointをつくりAccessory movementを促通するハンドリングを開始する

施術者は、Behind hand positionの被験者両上腕部をMobilize外旋し保持する。Toneが下がり、両肘屈曲し、体幹胸腰部が20度以上屈曲する。すると背部体幹にTensionが上がりTension back pointがつくられる。次に

両上腕部をMobilize内旋するとToneが上がり、両肘伸展し、体幹胸腰部が15度以下伸展し、背部体幹のTensionは下がる。施術者は、両上腕部MobilizeにてToneを調節し、両肘の屈伸、体幹胸腰部の屈伸を繰り返し、Tension back pointを保持させる。

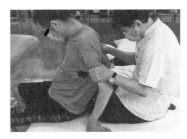

共通感覚　屈曲

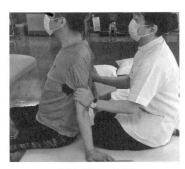

共通感覚　伸展

Tension back pointとFist pushing

施術者は、両Fist（手のこぶし）を被験者の脊柱を挟んでTension back point胸部上部にReferenceする。

次に施術者は、被験者に体幹胸腰部伸展をVerbal order（口頭指示）することにより、両FistのTension back point胸部上部のPushingが促通される。

次に施術者が、被験者に体幹胸腰部屈曲をVerbal orderすると、被験者の胸部上部から両fistが胸部中部まで引き下がる。

Chapter V

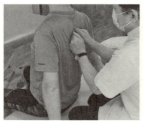 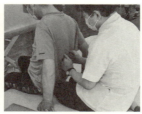 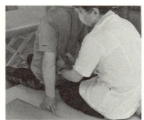

Fist pushing 伸展　　　　Fist pushing 屈曲　　　　最終 Fist pushing 伸展

　続いて施術者は、被験者に体幹胸腰部伸展を Verbal orderすると、胸部中部に両FistがPushingして止まる。さらに続けて施術者は、被験者に体幹胸腰部屈曲をVerbal orderすることにより、胸部中部から両Fistが胸部下部まで引き下がる。そしてさらに続けて、施術者は、被験者に体幹胸腰部伸展を Verbal orderすると、両Fistが胸部下部にてPushingし、止まる。そして最後に被験者に体幹胸腰部屈曲を Verbal orderすることにより、被験者の胸部下部から両Fistが腰部中部まで引き下がる。
　次に再びMirror positionにして、両側の小指から親指までを曲げさせ、指のDig-itizationを評価しAccesso-ry movementの促通を検証する。最後に施術者は被験者のSLS（片足立ち）の再評価をして、バランスの

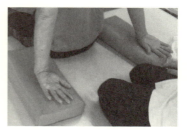

最終 Mirror position 評価

206

変化を検証する。

7) バイオリン・ストリングス
Violin strings and Ankle strategy

このハンドリングの命名は、まるでバイオリンの弦を手でつま弾いたり、擦り上げたりするイメージからつけたものである。

TACO法では、Ⅳ章3の「Bipedal standingからBipedal locomotion」において既述したように（p161）、側臥位にて、股関節センサー（Hip sensor）手技で、立脚後期をつくり足関節背屈自動運動を誘発するAnkle strategyを準備した。

しかし、臨床において実際の歩行のためにはHeel contactからPush offまでの足底接地の中でAnkle strategyを促通するハンドリングを必要とし、長年の臨床経験の中で、足関節の形をChallenge（固有の課題）として取り組む中、試行錯誤の上、編み出されたTIPsがViolin stringsである。

① Ankle rocker（Push offの促通）
臨床では、陰性徴候、陽性徴候を評価し、陰性徴候の場合は患側から、陽性徴候の場合は健側から介入する。陰性徴候では、患側→健側→患側という手順であり、陽性徴候

Chapter V

では、健側→患側→患側という手順が推奨される。
　このViolin stringsのTIPsの中で、最初にHeel rocker、Ankle rocker、Forehoot rocker、Forehoot ShakingをつないでPush offを促通する。

Heel rocker

活動的な座位の中で、セラピストのⅡからⅤの指腹で、被験者の前足底足指を上げHeel contactしてToneを上げ、セラピストのもう片方の手掌でQuad stimulus（大腿四頭筋刺激）から、下肢をJigglingしToneを上げる。

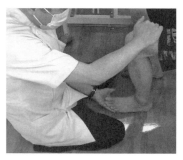

Heel rocker

Ankle rocker

足趾を下げ足底全接地にて、足背足根部をReference圧迫し、もう一方の手でQuad stimulusから下腿部後面へReferenceを移しMobilizeしToneを上げる。

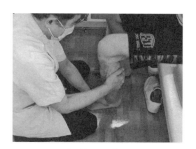

Ankle rocker

Forehoot rocker

足背足根部から背中足骨部にReferenceを移し、もう一方の手で下腿部後面からアキレス腱部分をMobilizeしToneを下げる。

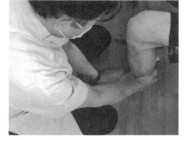
Forehoot rocker

Push off

そして、アキレス腱部分をReferenceしたまま足背中足骨部をShakingするとToneが下がり、止めるとToneが上がり、踵挙上が促通され、Push offをつくることができる。

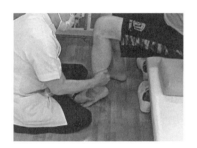
Push off

②足底の安定性とDesensitization（脱感作）

足底からのStabilityを促通するためには、過敏性を除く必要性がある。DesensitizationからSmall knee movementを施術者のQuad stimulusと共通感覚で誘導することにより前頭前皮質の活性化を促し、さらなるCore controlを伴ったAnkle strategyを促通する準備ができる。

Chapter V

Desensitization

施術者は踵挙上から全接地に戻し、足部を両手虫様筋握りでReferenceして持ち上げ、足底を土踏まず側から足底外側に向けてMobilizeし、足底足指方向へ移動していき、母趾球、ⅠⅡ趾と小趾球、ⅢⅣⅤ趾を両手で把持し、外反、内反を繰り返してToneの上げ下げを繰り返す。この時Small knee movement（膝の細かい屈伸：Quad stimulus）を併用することによって、Desensitizationが促通される。

Small knee movement

次に施術者は、被験者の下肢に直角に正座し、施術者の内側側大腿前面部へ被験者の踵を接地（Quad stimulus）させ、被験者の下腿後面をReferenceし、膝の曲げ伸ばし（Small knee movement：Quad stimulus）をさせながら大腿前面を支点に軸回転を誘導する。次に、土踏まず部分を支点に、被験者のアキレス腱部をReferenceし、膝の曲げ伸ばしをしながら大腿前面を支点に軸回転を誘導する。

次に下肢伸展機構を使い、膝を伸展させ、一連の手技、手順を繰り返すことにより立脚中期に近い形で、足底からのStabilityを促通する（足底の床接地安定）。

③Ankle strategyの促通（3D's planの利用＝一連の手技手順を患側にて３回繰り返す）

次に、臨床に即した陰性徴候ケースへのAnkle strategy、陽性徴候ケースへのAnkle strategyのハンドリングを紹介する。

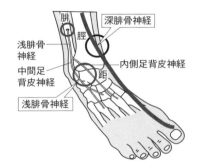

陽性徴候　介入手技

浅腓骨神経触診圧迫
セラピストの手掌を母指側から足甲にReferenceし、薬指・中指・人差し指の指腹で浅腓骨神経を圧迫する。Toneを下げる

陰性徴候　介入手技

深腓骨神経触診圧迫
セラピストの薬指・中指・人差し指の指腹で浅腓骨神経を軽く触診し、手掌を母指側から足甲にReferenceし深腓骨神経を圧迫する。Toneを上げる

陰性徴候ケースへのAnkle strategy

3D's plan一回目は、陰性徴候の場合は、Toneを上げることを課題とする。最初の介入時の手技が大変重要である。

セラピストの薬指、中指、人差し指で浅腓骨神経部に軽く触れ、小指球部で足甲部の深腓骨神経をしっかりReference圧迫する。

片方の手で大腿筋膜張筋

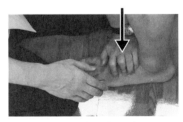

深腓骨神経部圧迫

211

Chapter V

をセラピストの手掌でバイオリンの弦を擦るように、Stroking（外側へ）しToneを上げる。

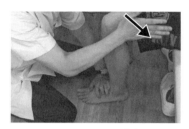
Violin strings外方

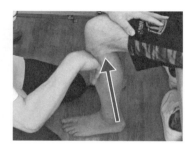
前脛骨筋Stroking up

　次に足背からQuad stimulusに手を移し、片方の手で、前脛骨筋を下から上にセラピストのFist（手の甲げんこつ部分）を使い、擦り上げるようにStrokingすることにより、Toneを下げ、それを止めると、止めることにより、Toneが上がるため、足部の外反が促通される。次に足部の外反を止めると、前脛骨筋への刺激（圧迫）とともに内反、足関節背屈が促通されToneが下がり、元に戻すとToneが上がる。

　続いて、3D's planの2回目はToneを下げる手技を実施する。

　足背へ手掌にて軽く触診

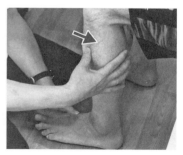
前脛骨筋圧迫内反背屈促通

212

Referenceし、位置を決め、セラピストの薬指、中指、人差し指の指腹で浅腓骨神経部を強く圧迫Referenceする。

片方の手で大腿筋膜張筋をセラピストの手掌でバイオリンの弦を擦るように、Stroking（内側へ）する。

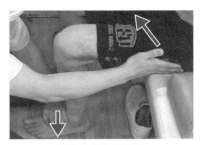

浅腓骨神経部圧迫
Violin strings内側

次に浅腓骨神経部からに患側の大腿前部に手を移しQuad stimulusをしながら、片方の手で、腓骨筋部を下から上にセラピストのFistを使い、擦り上げるようにStrokingしToneを上げる。それを止めることにより、Toneが下がる。

ここでセラピストは手を代え、片方の手でQuad stimulusをしながら、もう片方の手で母趾の外転を繰り返してToneを下げる。

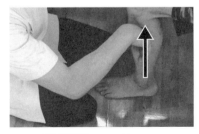

腓骨筋 Fist stroking up

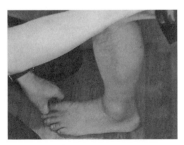

母趾外転 Quad stimulus

Chapter V

　続いてセラピストは手を代え、片方の手でQuad stimulusをしながら、もう片方の手で、小趾外転を繰り返してToneを上げる。

　次にセラピストは手を代え、片方の手でQuad stimulusをしながら、もう片方の手で母趾、示趾（ⅠⅡ趾）の伸展を繰り返してToneを下げる。

　さらにセラピストは手を代え、片方の手でQuad stimulusしながら、また片方の手で中指、薬指、小指（ⅢⅣⅤ趾）の伸展を繰り返してToneを上げる。

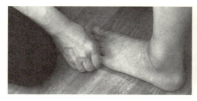
小趾外転 Quad stimulus

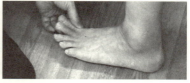
Ⅰ趾Ⅱ趾伸展 Quad stimulus

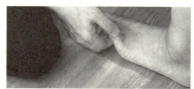
ⅢⅣⅤ趾伸展 Quad stimulus

　またここで手を代え、片方の手でQuad stimulusしながら、片方の手で母趾の伸展を繰り返し、Toneを下げる。

　また次にセラピストは手を代え、小趾の外転を保持しな

がら、片方の手でセラピストの薬指、中指、人差し指の指腹で下腿外側長腓骨筋を下から上に3回擦り上げるようにStrokingしToneを上げる。

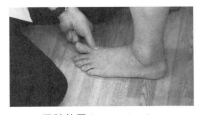
母趾伸展 Quad stimulus

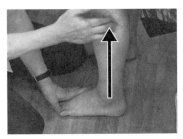
小趾外転腓骨筋 Stroking up

　Strokingを止めるとToneが下がり、大きく足部の内反が促通される。次に足部の内反を止めると、外反にて足関節背屈が促通される。そして前足底趾腹部を、母趾球部分と小趾球部分を把持して、ShakingしてToneを重複し、止めると脱感作状態すなわちToneの下がった身体図式をつくることができる。

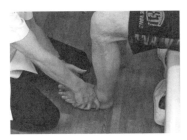
足内反促通

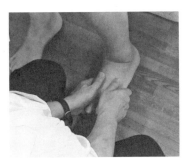
母趾球小趾球 shaking

Chapter V

そして、3D's planの3回目は、また最初に戻り、一連の手順で手技を実施することによって、Toneを上げることができる。

陽性徴候ケースへのAnkle strategy

陽性徴候の場合は、Toneを下げることを課題とする。筋緊張が高く、可動域制限もLevel 4に達するほど著明なケースも多く、Mobility（可動性）が少ないため、最初の介入からMobilityを獲得するため、多くの手順、手技が必要とされる。

3D's planの1回目は、陰性徴候の3D's plan 2回目に当たる手技が、開始手技となる。

足背へは軽く触診Referenceするのみで、セラピストの薬指、中指、人差し指の指腹で浅腓骨神経部を強く圧迫Referenceする。片方の手で大腿筋膜張筋をセラピストの手掌でバイオリンの弦を擦るように、Stroking（内側へ）する。

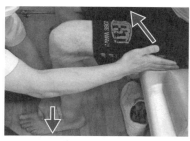
浅腓骨神経部圧迫
Violin strings 内側

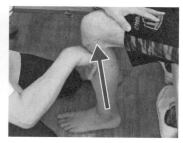
前脛骨筋 Stroking up

次に浅腓骨神経部から患側の大腿前部に手を移しQuad stimulusをしながら、片方の手で、腓骨筋部を下から上にセラピストのFistを使い、擦り上げるようにStrokingする。それを止めることにより、Toneが下がる。

ここでセラピストは手を代え、片方の手でQuad stimulusをしながら、もう片方の手で母趾の外転を繰り返す。

続いてセラピストは手を変え、片方の手でQuad stimulusをしながら、もう片方の手で小趾の外転を繰り返す。

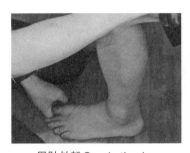

母趾外転 Quad stimulus

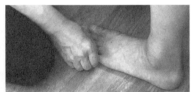

小趾外転 Quad stimulus

また次にセラピストは手を代え、片方の手でQuad stimulusをしながら、もう片方の手で母趾、Ⅱ趾の伸展を繰り返してToneを下げる。また続いてセラピストは手を代え、片方の手でQuad stimulusをしながら、片方の手で中指、薬指、小指（Ⅲ Ⅳ Ⅴ趾）の伸展を繰り返す。

またここでセラピストは手を代え、片方の手でQuad

Chapter V

stimulus しながら、片方の手で母趾伸展を繰り返す。

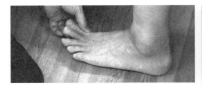
Ⅰ趾Ⅱ趾伸展 Quad stimulus

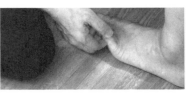
ⅢⅣⅤ趾伸展 Quad stimulus

　また次にセラピストは手を変え、小趾の外転を保持しながら、片方の手でセラピストの薬指、中指、人差し指の指腹で下腿外側浅腓骨神経部を下から上に3回擦り上げるようにStrokingすると、大きく足部の内反が促通される。

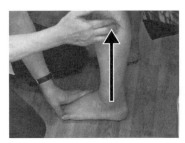
小趾外転腓骨筋 Stroking up

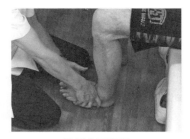
足部内反促通

　次に足部の内反を止めると、外反にて足関節背屈が促通される。
　そして前足底趾腹部の母趾球部分と小趾球部分を把持し

て、内反、外反のShaking
をするとToneの重複が起
こり、止めると脱感作状態
のToneが下がった身体図
式をつくることができる。

続いて、3D's planの2回
目は、陰性徴候の3D's
plan1回目に当たる手技が、
開始手技となる。

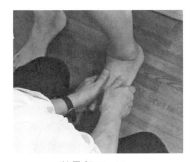

前足部Shaking

足背をしっかりReferenceし圧迫する。浅腓骨神経部は
軽く触れ、片方の手で大腿筋膜張筋をセラピストの手掌で
バイオリンの弦を擦るように、Stroking（外側へ）する。

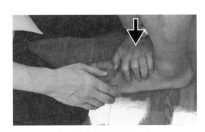

深腓骨神経部圧迫

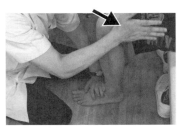

Violin strings 外側

次に足背からQuad stimulusに手を移し、片方の手で、
前脛骨筋を下から上にセラピストのFist（手の甲のげんこ
つ部分）を使い、擦り上げるようにStrokingすることに
よりToneを下げ、それを止めることにより、Toneが上

Chapter V

がるため、足部の外反が促通される。

次に足部の外反を止めると、前脛骨筋への刺激（圧迫）とともに内反にて足関節背屈が促通される。

そして、3D's planの3回目は、また最初に戻って、一連の手順で手技を実施することによって、Toneを下げることができる。

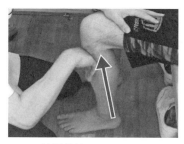
前脛骨筋 Stroking up

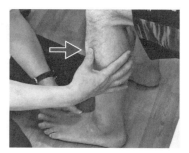
足内反前脛骨筋圧迫

TACO法では、このViolin strings and Ankle strategyのハンドリングにおいては、Tone調節を幾重にもつないで行くため、前頭前皮質の活動が不可欠と推論している。そのため、両側CHOR座位を保持し、前頭前背外側部の活性化を促すことが必須であることを長年の臨床経験から提唱している。

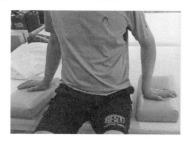
両側CHOR座位保持

8）ブイオーアール
VOR with occipital bottom mobilize

　TACO法では、Vestibule oculo reflex（前庭動眼反射）に注目し、頸部と眼球運動を使った、独自のPKPのTone調節法をVORと命名している。

　長年の臨床の中で、様々な治療効果が認められ、環椎横突起のMobilizeでは、喉の調子の改善に著効がある。VOR手技の前後ではバランスの改善、腰痛の改善が著明に認められている。

①後頭頸部（Occipital bottom）Mobilizeと触診

　喉の調子を評価する（痛みの所在、唾を飲み込めないなど）。

　施術者は、盆の窪の触診からを乳様突起に向けMobilizeしていくとToneが上がり、感受性が上がり、乳様突起を触診することができる。

　乳様突起が触診できると、耳側へ1横指前に環椎横突起を触診することができる。

②環椎横突起のモビライズ

　盆の窪から乳様突起までを指でモビライズしていき、乳様突起から耳側へ1横指の突起部を触診しモビライズする

Chapter V

手技。

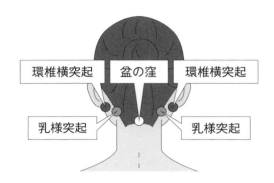

効能
舌咽、舌下神経に働きかけ、喉の調子を良くする。声帯のToneを上げる。

触診
環椎横突起をReferenceしながら頸部を回旋することで検証する。

治療
正しく触診できたのを確かめてMobilizeすると、Toneが下がる。Mobilizeを止めるとToneが上がり、シャキア（Shaker）法にて頸部屈曲を促通しToneを下げ、元に戻

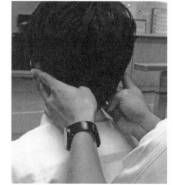

環椎横突起Mobilize

すとToneが上がり、嚥下反射を促通することができる。

検証
　ここで喉の調子を評価し、痛みの所在、唾を飲み込めないなどの改善を検証する

③VOR
治療前評価
　バランスを評価する、SLS（片側立位）
　腰痛の所在、歩行スピードの変化

左右方向どちらに頸部が回旋しやすいか
　施術者は活動的な座位の被験者の背後に位置し、後頭頸部（Occipital bottom）、環椎横突起Mobilizeなどの一連のFacilitationをつなぎ、左右の頸部回旋を小さく誘導し、次に大きく誘導しToneの重複を促通する。
　続いて被験者は、どちらに行きやすいかATM（目を閉じて感じる）にて決定する。

Chapter V

治療

VOR（前庭動眼反射：眼球運動と頭頸部運動の協調）

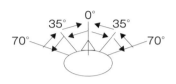

施術者は、被験者の側頭部に10本指の指腹でReferenceする。前方視線0度に目標物を定め、左右35度左右70度にも目標物を設定する。

行きやすい側から開始

0度から35度　目が先、頸部がついていく
35度から70度　目が先、頸部がついていく
70度から35度　頸部が先、目がついてくる
35度から0度　頸部が先、目がついてくる

行きにくい側の開始

0度から35度　目が先、頸部がついていく
35度から70度　目が先、頸部がついていく
70度から35度　頸部が先、目がついてくる
35度から0度　頸部が先、目がついてくる

実技

施術者は被験者に、行きやすい方から指示する。
真っすぐ前の「0」を見てください。

目だけ「35」を見てください。

施術者は被験者の顔面を目の位置「35」へ持っていく。目だけ「70」を見てください。

施術者は被験者の顔面を目の位置「70」に持っていく。
「70」を見ていてください。

施術者は被験者の顔面を「35」の位置へ持っていく。
「35」を見てください。

施術者は被験者の顔面を「0」の位置へ持っていく
「0」を見てください。

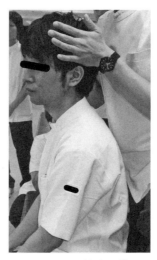

VORハンドリング

次、施術者は、被験者に、行きにくい方に同じ指示と、顔面の誘導を行う。

検証
バランスを検証する。SLS（片側立位）腰痛、歩行スピードの変化。

効果
バランス、SLS（片側立位）腰痛、歩行スピードの改善が認められる。

Chapter V

2 TACO法各論

　神経発達学的アプローチによるハンドリング実技とその
コンセプト

　このTACO法では神経発達学的アプローチを、運動発
達に適応した脳レベルで、軸索再生による脳の神経機能再
構築という脳の可塑性に働きかける方法としてとらえてい
る。

　粗大運動、運動発達レベルは、Milestone（月齢指標）
によって表され、脳レベルに対応する。

1）運動発達レベルと脳レベル

①Postural set（姿勢準備）

　Postural setは、運動発達レベルのどの段階でも発生す
ることから、Postural setのMilestoneは付随する運動発
達レベルに適応する。脳レベルは、姿勢（時間的ゲシュタ
ルト）の準備セットが前頭前皮質機能の不可欠なものとさ
れるため、Postural setの手技は、どのレベルでも前頭前
皮質機能に働きかけると推測される。

226

②粗大動作の運動発達レベル（Milestone）と脳レベル

旧皮質の運動発達
- 頸部回旋小　喃語クーイングの発生（2、3か月）
- 頸部回旋大　喃語母音の発達（4か月）
- 寝返り側臥位　手掌握り、子音の発生（5、6か月）
- 寝返りうつ伏せ、座位、子音の発達（7か月）
- 起き上がり、四つ這い、摘み、指さし、基礎的喃語の完成、コミュニケーションの発生（8月）
- 膝立ち、喃語の繰り返し（7、8、9か月）

③ Active supine（活動的な背臥位）

　TACO法では、Active supineは、活動的な座位からの従重力運動であり、起き上がり、四つ這い、摘み、指さし、コミュニケーションの意味のある発声の始まり（8か月）、膝立ちの（7、8、9か月）のFacilitation（準備）として位置付けられ、Active supineのMilestoneは促通する運動発達レベルに適応する。

　脳レベルについては、動作（時間的ドメイン）の準備セットが前頭前皮質機能の不可欠なものとされるため、Active supineの手技は、どの方法でも前頭前皮質機能に働きかけると推測される。

Chapter V

④巧緻動作の運動発達レベル（Milestone）と脳レベル

新皮質の運動発達
- 立ち上がり、バイバイ、敬礼、咀嚼運動、意味ある発声の始まり（10か月）
- 嚥下動作、喃語の終了、音声模倣（9、10、11か月）
- 両手持ち、コミュニケーションの発達（11か月）
- 歩行、Dual task、目的ある発話の発達（12か月）

⑤Stop standing（立位を止める）

　TACO法では、Stop standingは、活動的な立位からの従重力運動であり、立ち上がり、バイバイ、敬礼、咀嚼運動、意味ある発声の始まり（10か月）、嚥下動作、喃語の終了、音声模倣（9、10、11か月）、両手持ち、コミュニケーションの発達（11か月）、歩行、Dual task、目的ある発話の発達（12か月）のFacilitation（準備）として位置付けられ、Stop standingのMilestoneは促通する運動発達レベルに適応する。

　脳レベルについては、動作（時間的ドメイン）の準備セットが前頭前皮質機能に不可欠なものとされ、Stop standingがMilestoneで10か月以上の新皮質レベル運動動作に働きかける手技であることから、Stop standingは、大変有効な前頭前皮質機能に働きかける手技と推測している。

2）Tone Adjustment Challenge を指向する ハンドリング

　ボバース概念におけるハンドリングは、個別性に特化した評価と治療に対する問題解決型アプローチである。最新の神経生理学情報を熟知し、熟練のセラピストによる経験をもとにした治療手段であるため、決まったハンドリング手技がなく、一定の方法でないことが特徴的である。

　しかし、TACO法では、誰であれ「人が人であること」を目標とし、問題点と利点に着目することで誰でも潜在能力、可能性を探究することができる。人間としてある課題（Challenge）を解決する方法として、ハンドリングを位置づけ、ハンドリングによるToneの調整によって、誰でもが固有の課題を克服する方法をThinkingし、臨床推論（仮説、検証）を実践していくことができるのである。

　ハンドリングによって誘発された前頭前皮質の活性化こそが、筆者が「患者様の機能にPlateauはない」とする理念の根幹をなしている。

①Thinking therapy と考える治療

　ボバース概念では、治療の概念をセラピストによるThinking therapy（考える治療）ととらえ、患者の個別性、環境、課題を常に評価しながら、問題解決のために治療手

Chapter V

段を考え追究する。

　TACO法では、Find midway common senseというコンセプトを治療方法としてとらえ、セラピストと患者両方の前頭前皮質に働きかけ、セラピストと患者が一体となり、共通感覚を見つけていく治療方法をThinking therapyとしている。

　共通感覚を見つけていくということは、人間として固有の課題を探索することになる。探索は、前頭前皮質の重要な働きであるため、それを実践することは、セラピストと患者、両方の前頭前皮質に働きかけることになる。

②Thinking therapyとハンドリング

1：背臥位の評価による臨床推論の展開とATMでの検証、CKPでのTone調節。

2：知覚循環を使った、Active touchによるPKP、CKPからの寝返り、起き上がり動作、DKPからのLifting。

3：座位でのPostural setにおける共通感覚探索と肩甲帯、骨盤の高さ、肩の高さ、CKPの可動性、骨盤の前後傾の調整。

4：8つのTIPsの中の一つBody orientation technic。

③Thinking therapyと「考える人」

　TACO法においてThinking therapyを考え出したきっかけは、ロダンの「考える人」である。地獄をじっと見て

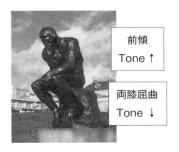 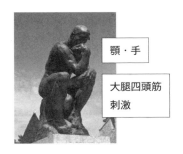

いるといわれるこの姿勢は、実際に真似をしてみると大変苦しい。この彫刻の男は、前頭前皮質を働かせ共通感覚を得て冷静に地獄を見ているに違いない。

体幹胸腰部の20度以下前傾はToneを上げ、両膝90度以上屈曲はToneを下げ、同時に働くため、Couple force（偶力）が発生し姿勢を固定し、顎・手、大腿四頭筋への刺激は、前頭前皮質の活性化を促す。

Chapter V

3）前頭前皮質の機能的区分とハンドリング

背外側部、眼窩面、内側面

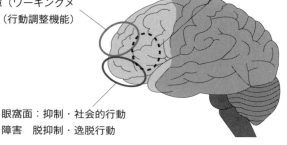

背外側部：作業記憶（ワーキングメモリー）・遂行機能（行動調整機能）

内側面：内的動機・探索活動
障害　アパシー（無気力・無動）・把握反射

眼窩面：抑制・社会的行動
障害　脱抑制・逸脱行動

①背外側部：作業記憶（ワーキングメモリー）・遂行機能（行動調整機能）

CHOR（接触性手掌指南反応）

これから起こる運動動作のためのきっかけになる情報を手掌から脳へ送る。

Postural setの次に、手掌面を床に接触させCHORをつくる。

CHORのつくり方
（1）手順の中で、手掌を床に接地する。

（2）Tone 調整、茎状突起を圧迫し、手掌の接触から、上腕の外側方向への Mobilize、上腕前腕の内側方向への Mobilize、上腕の外側方向への Mobilize、手背の指方向への Stroking。

（3）茎状突起を圧迫し、手掌の接触から親指外転、小指外転、人差し指伸展、中指環指の伸展、手背の指方向への Stroking。

CHOR からのハンドリング

（1）上肢リフティングのための準備としての CHOR。

（2）起き上がりの運動誘導を、CHOR で背臥位となった Prone supine（掌を下にした背臥位）から実施する。

（3）片側 CHOR 位から On elbow 位へ誘導し、On hand、座位へ誘導する。

（4）座位 Postural set の開始肢位としての両側 CHOR。

（5）上肢の処理のための耳側 CHOR。

（6）Bridging、下肢伸展機構のための準備としての CHOR。

（7）床からの立ち上がりのための腹側 CHOR、四つ這い位 CHOR。

（8）8つの TIPs の一つ Washing line の開始肢位としての CHOR。

（9）8つの TIPs の一つ Violin strings、Ankle strategy のハンドリング開始から終了までの肢位としての両側

Chapter V

CHOR。

②眼窩面：抑制・社会的行動
Quad stimulus（四重刺激）

　ボバース概念の治療手段は熟練したセラピストの経験が大変重要な要素とされるが、TACO法は誰にでもできる治療方法を目指す。その治療方法のコンセプトは、8つのTIPsに代表されるように、明快な手順と手技によって名詞化して具現化される。特にQuad stimulusは、大腿四頭筋への刺激によって、前頭前皮質の活性化ができるという独自のコンセプトを展開している。

Quad stimulusと前頭前皮質との関連

　両肩甲骨、骨盤の高さの偏位を評価し、両大腿四頭筋を把持して、体幹を左右に小さく揺するという手技により、肩甲骨下角と腸骨稜の高さが一緒になることから、その情報は前頭前皮質へ働きかけ、行動調整により肩甲骨下角と腸骨稜の高さを一緒にすると推測している。

Quad stimulusと加重消失の打ち消し現象

　大腿四頭筋への刺激により、DKPにおける時間的加重は、それが4回以上何度であっても消失しない。空間的加重も、4か所以上何か所であっても、それは消失しない。10秒以上の間隔を開けても加重が消失しないことを体験

234

できた。

加重消失の打ち消し現象と前頭前皮質の活動性

加重消失の打ち消し現象が動作（時間的ドメイン）のコントロールとされ、前頭前皮質機能に不可欠なものとされるため、Quad stimulusが前頭前皮質の活性化において重要な役割を持つと推測される。

TACO法における様々なQuad stimulus

TACO法では、Facilitationとして大腿四頭筋への刺激（固有受容覚、触覚、圧覚、温熱覚、冷覚、複合覚など刺激なら何でも可）を前頭前皮質の活動に密接に結びつけており、手技手順の中に、Quad stimulusとして、創意工夫しながら頻繁に応用を試みている。

セラピストが正座位で自分のお尻を上げ下げするという、大腿四頭筋のSmall knee movement（膝の細かい屈伸：Quad stimulus）を実施することによって共通感覚が促通され、患者の大腿四頭筋のSmall knee movement（Quad stimulus）を併用することによってDesensitization（脱感作）が促通される。

Quad stimulusであるLeg extension mechanism（下肢伸展機構）を使って、両下肢挙上位で膝伸展させると同時に、両上肢のThrusting（突き出す）を誘導しながらFlyingが実施できる。臨床では、大腿部四頭筋部への湿布、

Chapter V

大腿四頭筋部への鍼、大腿四頭筋部へのキネシオテープ、大腿部への弾力ベルトによる加圧、ガーターリングといった様々な刺激も、全てQuad stimulusと考え、Challenge orientedのコンセプトから前頭前皮質の活性化のために、大変重要なFacilitationとなっている。

③内側面：内的動機、探索活動
Digitization（デジタル化）

数値化、離散化、指の巧緻性で評価され、脳において計算されやすい情報への変換を行う。意欲、動機づけ、Challengeに関連しTACO法の根幹をなすコンセプトの一つ。Hand shaping、Cross finger（両手の指を組む）、CHOR、Luria's three signs（ルリアの3徴候：Three fingers、Fox、Chin hand）を重要な手順とする。運動誘導を行う際にも、Facilitationとして、手足の指をKey pointにして動かす手技を多用することによって、前頭前皮質に働きかけることができると推測している。

▷Hand shaping（手の形）

Digitizationのコンセプトで指の巧緻性に属する。様々な手や指の形からFacilitationを実施し骨盤帯、肩甲帯の位置の修正ができる。

▷Cross finger（指を組む）

両手の指を組むことを、ヨガではヴィーナス・ロックと呼ぶムードラ（手や指で行うヨガのこと）であるように、

その形に神秘的な力が働くとされている。TACO法では、このHand shapingを使うことにより、分離脳への気づき、正中位指向、寝返り、起き上がり、Active supineを促通できるとしている。特に臨床において、両側Sqapula set、Thrusting、膝の抱え込み、両膝抱え込みのだるま体操に威力を発揮する。

▷CHOR（接触性手掌指南反応）

TACO法では、これから起こる運動動作のきっかけになる情報を手掌から脳へと送ることをCHORとしている。しかし、無毛部である手掌に自由神経終末が少なく、C線維感覚神経が働かないため、手掌接触面からは、A線維から認知へ情報が伝わり、頭頂皮質が統合される。運動動作のきっかけになる情報は、CHORの「形」から前頭前皮質に働きかけ、頭頂皮質と統合すると推測している。

CHORは形が重要であるため、つくり方が大切である。既述したように、複数手順の中で、Toneの重複を目指し、複合運動によってCHORをつくる。

▷Luria's three signs（ルリアの3徴候：Three fingers、Fox、Chin hand）

TACO法では、Luria's three signsが前頭前皮質を活性化するHand shapingであるとしている。DKPのハンドリングに属し、3Ds plan、10秒ルールのコンセプトとの併用により、より前頭前皮質に働きかけることができると推測する。

Chapter V

　座位のPostural setからActive supineの中で、3Ds plan
を使いルリアの3徴候を実施することにより、Scapula set、
Thrustingがより促通することを検証する。
　他のハンドリングでは、敬礼、バイバイのHand shap-
ingも前頭前皮質に働きかけると推測している。

虫様筋握り

　施術者のHand shapingである。全てのハンドリングの
基本となる施術者の手の形。指の力を入れないため、ゼロ
ポジションの形となり、運動の出発点となる。手掌からは
施術者自身の侵害刺激中枢を刺激しないため、施術者の脳
への影響が少ない。施術者が指に力を入れると、自身の
Toneが高まり、被験者のToneをも高めることになる。
被験者の手掌から虫様筋へ接触してToneを下げていく方
法である。被験者の手背から接触し、施術者の指腹で虫様
筋を接触してToneを上げる方法がある。

4）紳経生理から推測する手技の神経機序

　前頭前皮質神経の可塑性（Neural plasticity）に働きか
け、タンパクのリン酸化（活性化物質の産生）、遺伝子発
現の変化（脳細胞機能の活性化）、神経回路の再構築（軸
索再生）を目指す。

①紳経生理から推測する手技の目的

　前頭前皮質神経の活動頻度や活動パターンを調整し、シナプス伝達効率を変化させ、ワーキングメモリーや行動調整能力などの、前頭前皮質の機能に働きかけること、すなわち、重複した内的、外的環境を提供することによって前頭前皮質の機能の変化を目指す。

②Thinking therapyと手技の関係

　背臥位の評価による臨床推論の展開とATMでの検証、CKPでのTone調節、知覚循環を使った、Active touchによるPKP、CKPからの寝返り、起き上がり動作、DKPからのLifting、座位でのPostural setにおける共通感覚探索と肩甲帯、骨盤の高さ、肩の高さ、CKPの可動性、骨盤の前後傾の調整、8つのTIPsの中の一つBody orientation technicは、あらゆるKey point of controlを駆使し、Tone調整からSteps to followによる手技は、幾重にも重複する身体図式、身体イメージに、前頭前皮質から働きかけ、適応修正していくと推測される。

③前頭前皮質の活性化を目指す手技

　虫様筋握りを基本に、Quad stimulus（大腿四頭筋への刺激）、CHORやCross finger、Luria's 3 signや3D's plan、10秒ルールを組み合わせ、複合運動、偶力をつくりだす手技を考える。前頭前皮質の活性化を目指す手技のため、

Chapter V

Penumbra（半影周辺部）、Diaschisisi（遠隔障害）の影響を受けやすい前頭前皮質の特徴、可塑性に影響され、障害の重さ、発症からの経過、年齢に影響されない。

手技とSensitization（感受性の亢進）

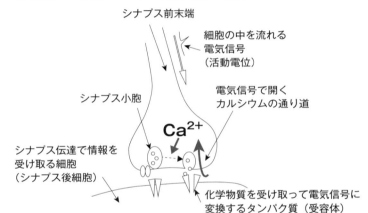

シナプスの拡大図。上側がシナプス前末端、下側がシナプス後細胞の樹状突起。シナプス前末端にカルシウム（Ca^{2+}）が流入しないと、シナプス小胞から神経伝達物質が放出されない。

手技
↓

Tone の多義性から、Tone を上げることを目的に、カルシウム濃度を上昇させ、前頭前皮質の感作（感受性の亢進：Sensitization）を誘発させる。

8つの TIPs（裏技）の名詞化と TACO 法各論

手技と前頭前皮質神経の再構築

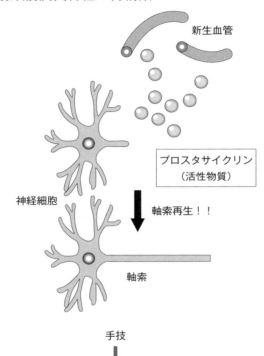

血管内皮細胞よりプロスタサイクリンを産生させ、
前頭前皮質神経の再構築に働きかける

Chapter V

二次痛覚と侵害刺激中枢

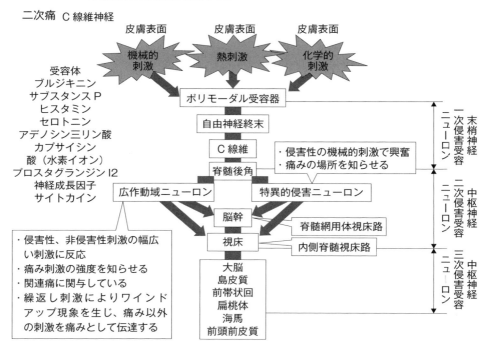

痛み刺激（非侵害刺激：適度な接触、圧覚、振動覚）は、二次痛覚、ポリモーダル受容器からC線維を通路として脊髄、内側脊髄網様体路、網様体、視床を介し、侵害刺激中枢へ送られる。

侵害刺激中枢

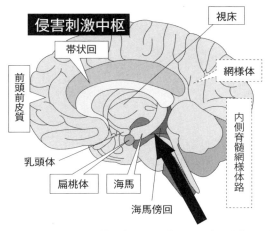

手技による痛み刺激は、二次痛覚に含まれ、ポリモーダル受容器から内側脊髄網様体路を介し、視床から侵害刺激中枢の島皮質、前帯状回、扁桃体、海馬、前頭前皮質に至る。

Chapter V

手技と軸索反射と創傷治癒

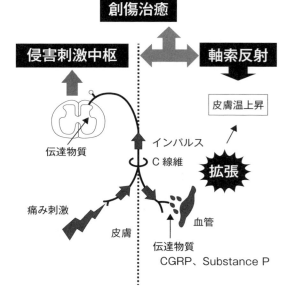

適切な運動（Tone の調節による Challenge を指向した運動）をすることによる、痛み刺激（非侵害刺激：適度な接触・圧覚・振動覚）を情報として脳（侵害刺激中枢）へ送る。

痛み刺激からも軸索反射からも創傷治癒を開始させる

ケースS・A

「徹底した陰性徴候へのアプローチで軸索反射を起こしたケース」

　高血圧あり、脳出血（右皮質下）、左片麻痺の57歳の男性。発症は2010.11.24-2011.10.31まで、急性期、回復期、リハビリ病院、ボトックス療法、川平法など積極的にリハビリを行う。

　2011.11.1より当院外来にて週1回OT、PT6単位実施する。右杖にて，歩行可能であるが、左上肢は肩甲帯左側に傾き、5指PIP（IP）わずかに屈曲可能も、肩4横指の亜脱臼あり、肘伸展位で床方向に指先が垂れさがり状態、左下肢は外転、外旋し膝伸展位で足関節は底屈し、裸足ではイカの塩辛のように力なく床に伸びきっている。

　固有な課題を左肩4横指の亜脱臼と床方向に下垂した上肢、左下肢の外

旋、外転、膝伸展、極度に筋緊張の低下した足指の下垂から、左側の陰性徴候ケースと判断した。

2011.11.1より2018.10.30まで、一貫した陰性徴候に対するアプローチを展開。特に2012.8.1よりPTを週2回1日3単位に増やしてから、度々軸索反射を起こし（発熱、疼痛、発赤）、その度にToneのステージが上がっていき、約3年間で「形が変われば機能が変わる、機能が変われば動作が変わる」のコンセプト通り杖なしにての裸足歩行が可能となり、亜脱臼も寛解し、エレベーターのボタンを押すことができ、上肢の挙上も可能になっている。

なにより変わったのは、手と足の形、色であり、「形が変われば機能が変わる。機能が変われば動作が変わる」のコンセプトを具現化したケースである。

TIPs
1. 左上肢へのFacilitation crossed inhibition（半球間抑制）
2. 座位でのPostural set、Active supineからのHand shaping
3. Violin strings ankle strategy
4. Body orientation stop standing
5. Tourist walk standing
6. Couple force（偶力）
7. Stepping facilitate
8. Toes standing　SLS（Single leg standing）
9. Dual task

TACO法による軸索反射を伴った機能改善の症例

後記

TACO法では、前頭前皮質の働きに注目している。ST的な咀嚼をして嚥下する。発声によるコミュニケーション。OT的な指の巧緻性、道具を使った作業。PT的な立ち上がりと座っていく動作、二足歩行。これらは、人間発達的に前頭前皮質の働きと推測している。

すなわち、咀嚼、嚥下、発声コミュニケーションに働きかければ、立ち上がりと座っていく動作、二足歩行に働きかけることになる。反対に、立ち上がりと座っていく動作、二足歩行に働きかけることは、咀嚼して嚥下する、発声によるコミュニケーションに働きかけることになる。そして、指の巧緻性、道具を使った作業に働きかけることは、咀嚼して嚥下する、発声によるコミュニケーションを改善し、立ち上がりと座っていく動作、二足歩行に働きかけることになる。

長年、TACO法を実践する中で、筆者は、顔面、頭頸部への小さなFacilitationでも、上下肢を使った大きなFacilitationに負けないくらいのSteps to follow（追随した運動誘導の手順）を促通することができることを経験している。また、ルリアの3徴候やヴィーナス・ロックなどのHand shapingやVOR（前庭動眼反射）やOccipital bottom（後頭頸部）、環椎横突起を使ったハンドリングのよ

後記

うな、Fractal approach（小さく細かな部分、動作にも法則性がある）でも、著明な効果が体験できるのも、前頭前皮質の活性化に働きかけているからだと推測している。

　本書の発行に際して、慈誠会前野病院、慈誠会東武練馬中央病院、徳丸リハビリテーション病院、練馬駅リハビリテーション病院、慈誠会記念病院、慈誠会浮間船渡病院、慈誠会成増病院をはじめとする多くのリハビリ施設のリハビリスタッフにお礼申し上げます。また患者様の画像提供、研修会参加など、千葉・柏リハビリテーション学院をはじめとする多くのリハビリ養成学校施設、学生の皆さんにご協力いただいたことに感謝いたします。

　令和元年6月吉日

近藤　喜彦

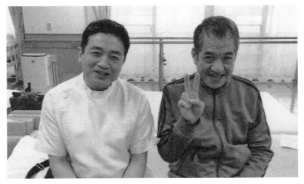

著者近影　患者様　S・A氏とリハビリ訓練室にて

付　録　1

筋のパターンとTone（姿勢筋緊張）調整

（↓：トーン下がる）（↑：トーン上がる）

（トーン下がる：筋DKP片側　筋C・PKP片側・両側
　　　　　　　筋肉名＝一重線）
（トーン上がる：筋DKP片側　筋C・PKP片側・両側
　　　　　　　筋肉名＝波線）

　筋DKP両側（同時に動かす）では、片側とトーンの上
げ下げが逆

CKPからの筋パターンとTone調節
▽**胸腰部**
屈曲↑＜20度＜45度↓：腹直筋、外腹斜筋、内腹斜筋
伸展↑＜15度＜30度↓：長背筋群、短背筋群、多裂筋
回旋↑＜20度＜40度↓：胸半棘筋、外腹斜筋、内腹斜筋、
　　多裂筋
側屈↑＜25度＜50度↓：腹直筋、外腹斜筋、内腹斜筋、
　　腰方形筋、横突間筋

付　録　1

PKPからの筋パターンとTone調節

▽**頭部**

屈曲↑＜30度：前頭直筋、外側頭直筋、頭長筋

伸展↓＜25度：大・小後頭直筋、頭最長筋、上・下頭斜
筋、頭板状筋、頭半棘筋、僧帽筋（上部）、頭棘筋

▽**頸部**

回旋↑＜35度＜↓：胸鎖乳突筋（反対側）、頸長筋（上斜
角頭・中垂直頭・下斜角頭）、前斜角筋、回旋筋、
大・小後頭直筋、頭最長筋、上・下頭斜筋、頭板状
筋、頭半棘筋、僧帽筋（上部）、頭棘筋（頭部屈曲
しない）

側屈↑＜25度＜50度↓胸鎖乳突筋（同側）、前頭直筋、外
側頭直筋、頭長筋　頸長筋（上斜角頭・中垂直頭・
下斜角頭）、前斜角筋　大・小後頭直筋、頭最長筋、
上・下頭斜筋、頭板状筋、頭半棘筋、僧帽筋（上
部）、頭棘筋　（頸部伸展しない）

屈曲（前屈）↓30度＜：胸鎖乳突筋（両側：胸骨頭・鎖
骨頭）、頸長筋（上斜角頭・中垂直頭・下斜角頭）、
前斜角筋

伸展（後屈）↑25度＜：頸最長筋、頸半棘筋、頸腸肋筋、
頸板状筋、僧帽筋（上部）、頸棘筋

251

▽**顎関節**

挙上↓：側頭筋、咬筋、内側翼突筋

低下↑：外側翼突筋

前突↓：咬筋、外側翼突筋、内側翼突筋

後退↓：側頭筋

側方移動↓：外側翼突筋、内側翼突筋

▽**上肢帯（肩甲帯）**

挙上↑：僧帽筋（上部）、肩甲挙筋、菱形筋

下制↓：鎖骨下筋、小胸筋、僧帽筋（下部）

外転（屈曲）↓：前鋸筋、小胸筋

内転（伸展）↑：僧帽筋（中部）、菱形筋

上方回旋↓（外転）：僧帽筋（上部・下部）、前鋸筋

下方回旋↑（内転）：菱形筋、小胸筋

片側DKPからの筋パターンとtone調節

▽**肩関節（片側）**

屈曲（前方挙上）↑＜90度＜↓150度＜↑：三角筋（前部）、大胸筋（鎖骨部）、烏口腕筋、三角筋（中部）、上腕二頭筋

伸展（後方挙上）↑＜20度＜↓：三角筋（後部）、大円筋、広背筋、上腕三頭筋（長頭）

外転（側方挙上）↓＜20度＜↑：三角筋（中部）、棘上筋、上腕二頭筋（長頭）

付　録　1

内転↓：<u>大胸筋（腹部）</u>、<u>大円筋</u>、<u>小円筋</u>、<u>広背筋</u>、<u>三角</u>
　　　<u>筋（中部）</u>、<u>大胸筋</u>、<u>烏口腕筋</u>、<u>上腕三頭筋（長頭）</u>

外旋↑：<u>棘下筋</u>、<u>小円筋</u>

内旋↓：<u>肩甲下筋</u>、<u>大円筋</u>

水平屈曲（水平内転）↓：<u>外転90度までは外転筋の働き</u>、
　　　<u>三角筋（前部）</u>、<u>大胸筋</u>、<u>烏口腕筋</u>、<u>肩甲下筋</u>

水平伸展（水平外転）↑：<u>外転90度までは外転筋の働き</u>、
　　　<u>三角筋（中部・後部）</u>、<u>棘下筋</u>、<u>小円筋</u>、<u>広背筋</u>

▽**肘関節（片側）**

屈曲↑＜90度＜↓135度＜↑：<u>上腕二頭筋</u>、<u>上腕筋</u>、<u>腕橈</u>
　　　<u>骨筋</u>、<u>円回内筋</u>、<u>橈側手根屈筋</u>、<u>長橈側手根伸筋</u>

伸展↓：<u>上腕三頭筋</u>、<u>肘筋</u>

▽**前腕（片側）**

回外↑：<u>回外筋</u>、<u>上腕二頭筋</u>

回内↓：<u>方形回内筋</u>、<u>円回内筋</u>、<u>橈側手根屈筋</u>

▽**手関節（片側）**

屈曲（掌屈）↑：<u>橈側手根屈筋</u>、<u>長掌筋</u>、<u>尺側手根屈筋</u>、
　　　<u>深指屈筋</u>、<u>浅指屈筋</u>、<u>長母指外転筋</u>、<u>長母指屈筋</u>

伸展（背屈）↓：<u>長橈側手根伸筋</u>、<u>短橈側手根伸筋</u>、<u>尺側</u>
　　　<u>手根伸筋</u>、<u>指伸筋</u>、<u>示指伸筋</u>、<u>浅指伸筋</u>、<u>小指伸筋</u>、
　　　<u>長母指伸筋</u>

253

橈屈↓：<u>長橈側手根伸筋</u>、<u>短橈側手根伸筋</u>、<u>長母指外転筋</u>、
　　　　<u>橈側手根屈筋</u>、<u>長母指伸筋</u>、<u>短母指伸筋</u>

尺屈↑：<u>尺側手根屈筋</u>、<u>尺側手根伸筋</u>、<u>小指伸筋</u>

手指の関節の運動（片側）

▽母指（CM：手根中手関節）（片側）

橈側外転↑：<u>短母指伸筋</u>、<u>長母指伸筋</u>、<u>長母指外転筋</u>

尺側内転↓：<u>長母指屈筋</u>、<u>短母指屈筋</u>、<u>母指内転筋</u>、<u>母指</u>
　　　　　<u>対立筋</u>

掌側外転↑：<u>長母指外転筋</u>、<u>短母指外転筋</u>、<u>母指対立筋</u>

掌側内転↓：<u>母指内転筋</u>

対立↓：<u>母指対立筋</u>、<u>短母指外転筋</u>、<u>短母指屈筋</u>、<u>母指内</u>
　　　　<u>転筋</u>

▽母指（MP：中手指節関節）（片側）

屈曲↓：<u>長母指屈筋</u>、<u>短母指屈筋</u>

伸展↑：<u>長母指伸筋</u>、<u>短母指伸筋</u>

▽母指（IP：指節間関節）（片側）

屈曲↑：<u>長母指屈筋</u>

伸展↓：<u>長母指伸筋</u>、<u>短母指外転筋</u>

▽指（MP：中手指節関節）（片側）

屈曲　<u>第2↓3↑4↑5↑</u>：<u>浅指屈筋</u>、<u>掌側骨間筋</u>、<u>背側骨</u>

間筋、虫様筋

伸展　<u>第2↑3↓4↓5↓：指伸筋（第3、4、5）、示指伸</u>
　　　<u>筋（第2指のみ）</u>

外転↑：<u>背側骨間筋、指伸筋（第3、4、5）</u>

内転↓：<u>第1掌側骨間筋、第2掌側骨間筋、第3掌側骨間</u>
　　　<u>筋</u>

▽指（PIP：近位指節間関節）（片側）

屈曲　<u>第2↓3↑4↑5↑：浅指屈筋、深指屈筋</u>

伸展　<u>第2↑3↓4↓5↓：指伸筋（第3、4、5）、虫様筋、</u>
　　　<u>掌側・背側骨間筋、示指伸筋（第2指のみ）</u>

▽指（DIP：遠位指節間関節）（片側）

屈曲　<u>第2↓3↑4↑5↑：深指屈筋</u>

伸展　第2↑3↓4↓5↓：指伸筋（第3、4、5）、<u>虫様筋、</u>
　　　<u>掌側・背側骨間筋、示指伸筋（第2指のみ）</u>

▽小指（CM：手根中手関節）（片側）

対立↑：<u>小指対立筋</u>

屈曲↑：<u>短小指屈筋</u>

伸展↓：<u>指伸筋、小指伸筋</u>

内転↑：<u>第3掌側骨間筋</u>

外転↓：<u>小指外転筋、小指伸筋</u>

▽小指（PIP：近位指節間関節）（片側）

屈曲↑：浅指屈筋、深指屈筋

伸展↓：指伸筋、小指伸筋、第3掌側骨間筋、第4虫様筋

▽小指（DIP：遠位指節間関節）（片側）

屈曲↑：深指屈筋

伸展↓：指伸筋、小指伸筋、第3掌側骨間筋、第4虫様筋

CM＝Carpometacarpal joint（手根中手関節）
MP＝Metacarpophalangeal joint（中手指節関節）
PIP＝Interphalangeal joint（指節間関節）
IP＝Proximal interphalangeal joint（近位指節間関節）
DIP＝Distal interphalangeal joint（遠位指節間関節）

▽股関節（片側）

屈曲↓＜30度＜↑：腸腰筋、大腿筋膜張筋、大腿直筋、恥骨筋、大腰筋、縫工筋、長内転筋、短内転筋、大内転筋（上部）骨盤を固定する

伸展↓：大殿筋、大腿二頭筋（長頭）、半膜様筋、半腱様筋、大内転筋（下部）

外転↑＜20度＜↓：中殿筋、小殿筋、大腿筋膜張筋、縫工筋、大殿筋（上部）、梨状筋、内閉鎖筋、上双子筋

内転↑：大内転筋、長内転筋、短内転筋、薄筋、恥骨筋

外旋↓：大殿筋、外閉鎖筋、内閉鎖筋、上双子筋、下双子筋、大腿方形筋、梨状筋、縫工筋、大腿二頭筋（長頭）中殿筋（後部）

内旋↑：小殿筋、中殿筋、大腿筋膜張筋、半腱様筋、半膜様筋

▽膝（片側）

伸展↑：大腿四頭筋、大腿筋膜張筋

屈曲↓＜90度＜↑115度＜↓：大腿二頭筋、半膜様筋、半腱様筋、薄筋、縫工筋、腓腹筋、足底筋、膝窩筋

外旋↓：大腿二頭筋

内旋↑：半膜様筋、半腱様筋、膝窩筋

▽足根（足関節）（片側）

伸展（背屈）↓：前脛骨筋、長趾伸筋、第三腓骨筋、長母趾伸筋

屈曲（底屈）↑：長腓骨筋、腓腹筋、ヒラメ筋、足底筋、後脛骨筋、短腓骨筋、長母趾伸筋、長趾屈筋

内返し（回外＋内転＋底屈）↓：後脛骨筋、長趾屈筋、前脛骨筋、長母趾屈筋、長母趾伸筋

外返し（回内＋外転＋背屈）↑：長腓骨筋、短腓骨筋、長趾伸筋、第三腓骨筋

外転↓：母趾外転筋

内転↑：母趾内転筋

▽母趾（MP）（片側）

屈曲↓：母趾外転筋、短母趾屈筋

伸展↑：長母趾伸筋、短趾伸筋

外転↓：母趾外転筋

内転↑：拇指内転筋

▽母趾（IP）（片側）

屈曲↓：長母趾屈筋

伸展↑：長母趾伸筋

▽足趾（MP：中足趾関節）（片側）

屈曲　第2↑3↓4↓5↓：長趾屈筋、虫様筋、背側骨間筋、
　　　底側骨間筋、短趾屈筋、短小趾屈筋

伸展　第2↓3↑4↑5↑：長趾伸筋、短趾伸筋

外転↓（足指を開く）：背側骨間筋

内転↑（足指を閉じる）：底側骨間筋

▽足趾（PIP：近位趾節間関節）（片側）

屈曲　第2↑3↓4↓5↓：短趾屈筋

伸展　第2↓3↑4↑5↑：長趾伸筋、短趾伸筋

▽足趾（DIP：遠位趾節間関節）（片側）

屈曲　第2↑3↓4↓5↓：足底方形筋

伸展　第2↓3↑4↑5↑：長趾伸筋、短趾伸筋

付　録　1

▽小趾（CM：足根中足関節）（片側）

対立↓：<u>小趾対立筋</u>

屈曲↓：<u>短小趾屈筋</u>

伸展↑：<u>短趾伸筋</u>

内転↓：<u>小趾対立筋</u>

外転↑：<u>小趾外転筋</u>

CM＝Carpometacarpal joint（足根中足関節）

MP＝Metacarpophalangeal joint（中足趾関節）

IP＝Interphalangeal joint（趾節間関節）

PIP＝Proximal interphalangeal joint（近位趾節間関節）

DIP＝Distal interphalangeal joint（遠位趾節間関節）

両側DKPからの筋パターーンとTone調節

▽肩関節（両側：左右同時に動かす）

屈曲（前方挙上）↓＜90度＜↑150度＜↓：<u>三角筋（前部）</u>、<u>大胸筋（鎖骨部）</u>、<u>烏口腕筋</u>、<u>三角筋（中部）</u>、<u>上腕二頭筋</u>

伸展（後方挙上）↓＜20度＜↑：<u>三角筋（後部）</u>、<u>大円筋</u>、<u>広背筋</u>、<u>上腕三頭筋（長頭）</u>

外転（側方挙上）↑＜20度＜↓：<u>三角筋（中部）</u>、<u>棘上筋</u>、<u>上腕二頭筋（長頭）</u>

内転↑：<u>大胸筋（腹部）</u>、<u>大円筋</u>、<u>小円筋</u>、<u>広背筋</u>、<u>三角筋（中部）</u>、<u>大胸筋</u>、<u>烏口腕筋</u>、<u>上腕三頭筋（長頭）</u>

259

外旋↓：棘下筋、小円筋

内旋↑：肩甲下筋、大円筋

水平屈曲（水平内転）↑：外転90度までは外転筋の働き、
　　　三角筋（前部）、大胸筋、烏口腕筋、肩甲下筋

水平伸展（水平外転）↓：外転90度までは外転筋の働き、
　　　三角筋（中部、後部）、棘下筋、小円筋、広背筋

▽肘関節（両側）

屈曲↓＜90度＜↑135度＜↓：上腕二頭筋、上腕筋、腕橈
　　　骨筋、円回内筋、橈側手根屈筋、長橈側手根伸筋

伸展↑：上腕三頭筋、肘筋

▽前腕（両側）

回外↓：回外筋、上腕二頭筋

回内↑：方形回内筋、円回内筋、橈側手根屈筋

▽手関節（両側）

屈曲（掌屈）　↓：橈側手根屈筋、長掌筋、尺側手根屈筋、
　　　深指屈筋、浅指屈筋、長母指外転筋、長母指屈筋

伸展（背屈）　↑：長橈側手根伸筋、短橈側手根伸筋、尺側
　　　手根伸筋、指伸筋、示指伸筋、浅指伸筋、小指伸筋、
　　　長母指伸筋

橈屈↑：長橈側手根伸筋、短橈側手根伸筋、長母指外転筋、
　　　橈側手根屈筋、長母指伸筋、短母指伸筋

付　録　1

尺屈↓：<u>尺側手根屈筋</u>、<u>尺側手根伸筋</u>、小指伸筋

両側手指の同時運動
▽母指（CM：手根中手関節）（両側）

橈側外転↓：<u>短母指伸筋</u>、<u>長母指伸筋</u>、<u>長母指外転筋</u>

尺側内転↑：<u>長母指屈筋</u>、<u>短母指屈筋</u>、<u>母指内転筋</u>、<u>母指</u>
　　　　<u>対立筋</u>

掌側外転↓：<u>長母指外転筋</u>、<u>短母指外転筋</u>、<u>母指対立筋</u>

掌側内転↑：<u>母指内転筋</u>

対立↑：<u>母指対立筋</u>、<u>短母指外転筋</u>、<u>短母指屈筋</u>、<u>母指内</u>
　　　<u>転筋</u>

▽母指（MP：中手指節関節）（両側）

屈曲↑：<u>長母指屈筋</u>、<u>短母指屈筋</u>

伸展↓：<u>長母指伸筋</u>、<u>短母指伸筋</u>

▽母指（IP：指節間関節）（両側）

屈曲↓：<u>長母指屈筋</u>

伸展↑：<u>長母指伸筋</u>、<u>短母指外転筋</u>

▽指（MP：中手指節関節）（両側）

屈曲　第2↑3↓4↓5↓：<u>浅指屈筋</u>、<u>掌側骨間筋</u>、<u>背側骨</u>
　　　<u>間筋</u>、<u>虫様筋</u>

伸展　第2↓3↑4↑5↑：<u>指伸筋</u>（第3、4、5）、<u>示指伸</u>

261

筋（第2指のみ）

外転（両手の指を開く）↓：背側骨間筋、指伸筋（第3、4、5）

内転（両手の指を閉じる）↑：第1掌側骨間筋、第2掌側骨間筋、第3掌側骨間筋

▽指（PIP：近位指節間関節）（両側）

屈曲　第2↑3↓4↓5↓：浅指屈筋、深指屈筋

伸展　第2↓3↑4↑5↑：指伸筋（第3、4、5）、虫様筋、掌側・背側骨間筋、示指伸筋（第2指のみ）

▽指（DIP：遠位指節間関節）（両側）

屈曲　第2↑3↓4↓5↓：深指屈筋

伸展　第2↓3↑4↑5↑：指伸筋（第3、4、5）、虫様筋、掌側・背側骨間筋、示指伸筋（第2指のみ）

▽小指（CM：手根中手関節）（両側）

対立↓：小指対立筋

屈曲↓：短小指屈筋

伸展↑：指伸筋、小指伸筋

内転↓：第3掌側骨間筋

外転↑：小指外転筋　小指伸筋

付　録　1

▽小指（PIP：近位指節間関節）（両側）

屈曲↓：浅指屈筋、深指屈筋

伸展↑：指伸筋、小指伸筋、第3掌側骨間筋、第4虫様筋

▽小指（DIP：遠位指節間関節）（両側）

屈曲↓：深指屈筋

伸展↑：指伸筋、小指伸筋、第3掌側骨間筋、第4虫様筋

▽股関節（両側：左右同時に動かす）

屈曲↑＜30度＜↓：腸腰筋、大腿筋膜張筋、大腿直筋、
恥骨筋、大腰筋、縫工筋、長内転筋、短内転筋、大
内転筋（上部）骨盤を固定する

伸展↑：大殿筋、大腿二頭筋（長頭）、半膜様筋、半腱様
筋、大内転筋（下部）

外転↓＜20度＜↑：中殿筋、小殿筋、大腿筋膜張筋、縫
工筋、大殿筋（上部）、梨状筋、内閉鎖筋、上双子
筋

内転↓：大内転筋、長内転筋、短内転筋、薄筋、恥骨筋

外旋↑：大殿筋、外閉鎖筋、内閉鎖筋、上双子筋、下双子
筋、大腿方形筋、梨状筋、縫工筋、大腿二頭筋（長
頭）中殿筋（後部）

内旋↓：小殿筋、中殿筋、大腿筋膜張筋、半腱様筋、半膜
様筋

263

▽膝（両側）

伸展↓：大腿四頭筋、大腿筋膜張筋

屈曲↑＜90度＜↓115度＜↑：大腿二頭筋、半膜様筋、半
　　　腱様筋、薄筋、縫工筋、腓腹筋、足底筋、膝窩筋

外旋↑：大腿二頭筋

内旋↓：半膜様筋、半腱様筋、膝窩筋

▽足根（足関節）（両側）

伸展（背屈）↑：前脛骨筋、長趾伸筋、第三腓骨筋、長母
　　　趾伸筋

屈曲（底屈）↓：長腓骨筋、腓腹筋、ヒラメ筋、足底筋、
　　　後脛骨筋、短腓骨筋、長母趾伸筋、長趾屈筋

内返し（回外＋内転＋底屈）↑：後脛骨筋、長趾屈筋、前
　　　脛骨筋、長母趾屈筋、長母趾伸筋

外返し（回内＋外転＋背屈）↓：長腓骨筋、短腓骨筋、長
　　　趾伸筋、第三腓骨筋

外転↑：母趾外転筋

内転↓：母趾内転筋

▽母趾（MP）（両側）

屈曲↑：母趾外転筋、短母趾屈筋

伸展↓：長母趾伸筋、短趾伸筋

外転↑：母趾外転筋

内転↓：母趾内転筋

付　録　1

▽**母趾（IP）（両側）**

屈曲↑：長母趾屈筋

伸展↓：長母趾伸筋

▽**足趾（MP：中足趾関節）（両側）**

屈曲　第2↓3↑4↑5↑：長趾屈筋、虫様筋、背側骨間筋、底側骨間筋、短趾屈筋、短小趾屈筋

伸展　第2↑3↓4↓5↓：長趾伸筋、短趾伸筋

外転↑（足指を開く）　：背側骨間筋

内転↓（足指を閉じる）：底側骨間筋

▽**足趾（PIP：近位趾節間関節）（両側）**

屈曲　第2↓3↑4↑5↑：短趾屈筋

伸展　第2↑3↓4↓5↓：長趾伸筋、短趾伸筋

▽**足趾（DIP：遠位趾節間関節）（両側）**

屈曲　第2↓3↑4↑5↑：足底方形筋

伸展　第2↑3↓4↓5↓：長趾伸筋、短趾伸筋

▽**小趾（CM：手根中足関節）（両側）**

対立↑：小趾対立筋

屈曲↑：短小趾屈筋

伸展↓：短趾伸筋

内転↑：小趾対立筋

外転↓：小趾外転筋

265

付　録　2

全身のReference pointとTone調節

PKPにおける顔面・頸部・喉頭部分
PKP

肩甲帯　肩甲骨を挙上↑　　下制↓

菱形筋方向へ動かす↑

前鋸筋方向へ動かす↓

骨盤帯　骨盤を両側より挟む↓

腰方形筋方向へ骨盤を挙上↓

腰方形筋を引き延ばす方向へ骨盤を下げる↑

CKP

ボイタ点（胸郭の一番凸のところ）両側から挟む↑

体幹中枢部　腹直筋上へなぞる↓　　下へなぞる↑

　　　　　　腹斜筋・腹横筋内側へなぞる↓

　　　　　　　　　　外側へなぞる↑

　　　　　　多裂筋外上へなぞる↑　内下へなぞる↓

　　　　　　脊柱起立筋　上へなぞる↓　　下へなぞる↑

横隔膜　下方へ動かす　収縮　吸う↑

　　　　上方へ動かす　弛緩　吐く↓

付 録 2

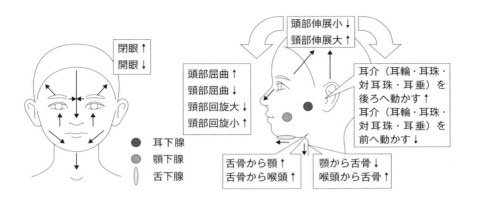

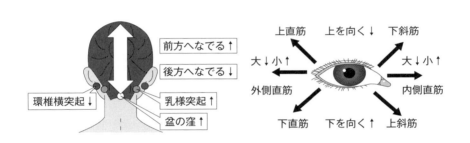

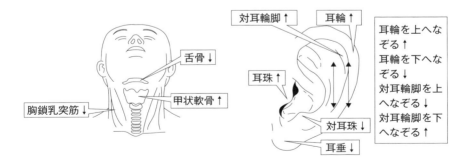

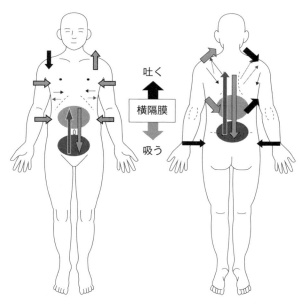

へその上腹部を押す↑
へそから下腹部を押す↓

腹部を押す↓
背中を押す↑

付録 2

DKPにおけるReference point

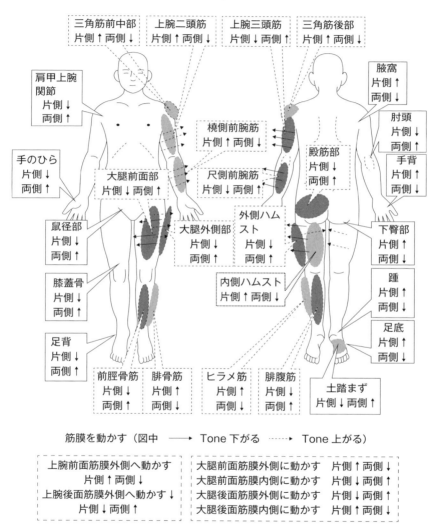

DKP 手と足

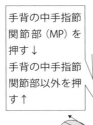

手背の中手指節関節部(MP)を押す↓
手背の中手指節関節部以外を押す↑

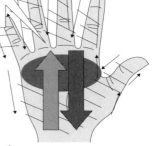

手掌の中手指節関節部(MP)を押す↑
手掌の中手指節関節部(MP)以外を押す↓

手・手指の側面小指から親指撫でる↓
親指から小指撫でる↑

手背を手首から指方向へ撫でる↑
手背を指から手首方向へ撫でる↓

手掌を手首から指方向へ撫でる↓
手掌を指から手首方向へ撫でる↑

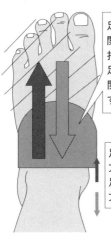

足背の足根中足関節部(CM)を押す↑
足背の足根中足関節部以外を押す↓

足背を足首から指方向へ撫でる↓
足背を指から足首方向へ撫でる↑

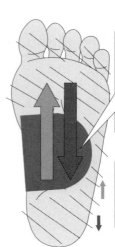

足底の土踏まず部を押す↓
足底の土踏まず部以外を押す↑

足底を踵から指方向へ撫でる↑
足底を指から踵方向へ撫でる↓

参考文献

▷「最新のボバースアプローチの紹介―立位から臥位への
姿勢変換を中心に―」
The introduction of the most up-to-date Bobath approach : Mainly on the posture change from standing position to a lying position.
弓岡光徳、村田伸、前田昭宏、鈴東伸洋、大田尾浩、木之下めぐみ、弓岡まみ、溝田勝彦（西九州大学論文）

▷『前頭前皮質―前頭葉の解剖学、生理学、神経心理学』
Joaquin M. Fuster ／福居顯二訳（新興医学出版社）

▷『Language, Culture, and Communication : The Meaning of Messages』Nancy Bonvillain（Prentice Hall）

▷『環境適応―中枢神経系障害への治療的アプローチ』
柏木正好（青海社）

▷『ボバースコンセプト実践編―基礎、治療、症例―』
ベッティーナ・ペート・ロールフス／新保松雄、大橋知行監修／服部由希子訳（ガイアブックス）

▷『脳卒中後遺症者へのボバースアプローチ〜基礎編〜』
古澤正道編著／高橋幸治著（運動と医学の出版社）

▷『脳卒中後遺症者へのボバースアプローチ〜臨床編〜』
古澤正道、曾根政富、鈴木三央、掛越逸子、椎名英貴／古澤正道編集（運動と医学の出版社）

▷『片麻痺の評価と治療』B.Bobath ／紀伊克昌訳（医歯薬出版）

▷『脳から見たリハビリ治療―脳卒中の麻痺を治す新しい
　リハビリの考え方』久保田競、宮井一郎編著（講談社）
▷『英国ボバース講師会議による ボバース概念』
　メアリ・リンチ・エラリントン、スー・レイン、リン
　ジ・メドース編著／紀伊克昌監訳／小野剛、小室幸芳、
　木野本誠、高橋幸治、日浦伸祐、真鍋清則訳（ガイア
　ブックス）
▷『脳卒中マヒが改善する！ 腕と指のリハビリ・ハンド
　ブック』安保 雅博監修（講談社）
▷『極める！ 脳卒中リハビリテーション必須スキル』
　吉尾雅春総監修／阿部浩明、伊藤克浩、竹林崇、手塚純
　一、冨田昌夫、増田知子監修（gene）
▷『Right in the Middle 成人片麻痺の選択的な体幹活動』
　P.M.デービス／冨田昌夫監訳／額谷一夫訳（シュプリ
　ンガー・フェアラーク東京）
▷『感覚入力で挑む 感覚・運動機能回復のための理学療
　法アプローチ』斉藤秀之、加藤浩常任編集／金子文成ゲ
　スト編集（文光堂）
▷『疾患別 作業療法における上肢機能アプローチ』
　山本伸一編集（三輪書店）
▷『近代ボバース概念 理論と実践』
　ベンテ・バッソ・ジェルスビック／新保松雄監修／金子
　唯史、佐藤和命訳（ガイアブックス）
▷『乳児の発達 写真で見る０歳児』

J.H.De.Haas監修／高橋孝文監訳／拓桃医療療育センター訳（医歯薬出版）

▷『Steps To Follow ボバース概念にもとづく片麻痺の治療法』P.M.デービス／冨田昌夫訳（シュプリンガー・フェアラーク東京）

▷『神経発達学的治療と感覚統合理論　セラピストのための実践的アプローチ』Erna I. Blanche, Tina M.Botticelli, Mary K.Hallway ／高橋智宏監訳（協同医書出版社）

▷『障害児の食事・言語援助の技法』デモス・ギャランダー／坂本龍生、竹田契一監訳（ブラザー・ジョルダン社）

ほか、インターネットの関連サイトなど多数参考にさせていただきました。

著者プロフィール

近藤 喜彦（こんどう よしひこ）

1953年生まれ。長野県出身。
学歴：東洋鍼灸専門学校、社会医学技術学院、立教大学大学院・異文化
コミュニケーション言語学研究科卒業。
職歴：慈誠会グループにて理学療法士として38年間臨床に従事。現在、
都内有料老人ホーム等にて理学療法士として臨床に従事中。
資格・研究・主宰機関：東洋鍼灸専門学校を経て、あん摩マッサージ指
圧師免許・鍼灸師の免許を取得、のちに多幸穴という独自のツボ療法を
開発し、多幸法研究会を主宰。
社会医学技術学院を卒業、理学療法士国家資格を獲得し、6000人の臨
床を行う。
立教大学大学院在学中から現在まで「言葉の力」を研究中。多幸法研究、
理学療法士としての臨床経験、「言葉の力」研究の集大成として TACO
法の出版に至る。

"患者様の機能に Plateau はない"
TACO 法ハンドブック　8つの TIPs と Key point of control

2019年8月15日　初版第1刷発行

著　者　近藤 喜彦
発行者　瓜谷 綱延
発行所　株式会社文芸社
　　　　〒160-0022　東京都新宿区新宿1−10−1
　　　　　　　　電話　03-5369-3060（代表）
　　　　　　　　　　　03-5369-2299（販売）

印刷所　株式会社フクイン

©Yoshihiko Kondo 2019 Printed in Japan
乱丁本・落丁本はお手数ですが小社販売部宛にお送りください。
送料小社負担にてお取り替えいたします。
本書の一部、あるいは全部を無断で複写・複製・転載・放映、データ配信する
ことは、法律で認められた場合を除き、著作権の侵害となります。
ISBN978-4-286-20806-0